STRETCHING

Sanftes Dehnen für den ganzen Körper

FIT & GESUND

Simone Tatay-Azllanaj

Compact Verlag

Bisher sind in dieser Reihe u. a. erschienen:

- Bauch, Beine, Po
- Fatburner
- Fitness für zwischendurch
- Laufen
- Nordic Walking
- Sanftes Rückentraining
- Sauna
- Wohlfühlmassagen
- Yoga

Alle Angaben wurden sorgfältig recherchiert, eine Garantie
bzw. Haftung kann jedoch nicht übernommen werden.
Zur Veranschaulichung der Übungsbeschreibungen sind
ausschließlich die Illustrationen bestimmt.
Chefredaktion: Dr. Angela Sendlinger
Redaktion: Uta Lux
Produktion: Wolfram Friedrich
Titelabbildungen: ifa Bilderteam (U1); Compact Verlag (U4, 1. v. o.);
Klosterfrau Gesundheitsdienst (U4, 2. v. o.), djd (U4, 3. v. o.);
Umschlaggestaltung: Regina Rechter

ISBN 978-3-8174-6289-6
5262891

Besuchen Sie uns im Internet: www.compactverlag.de

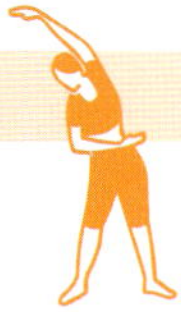

Stretching

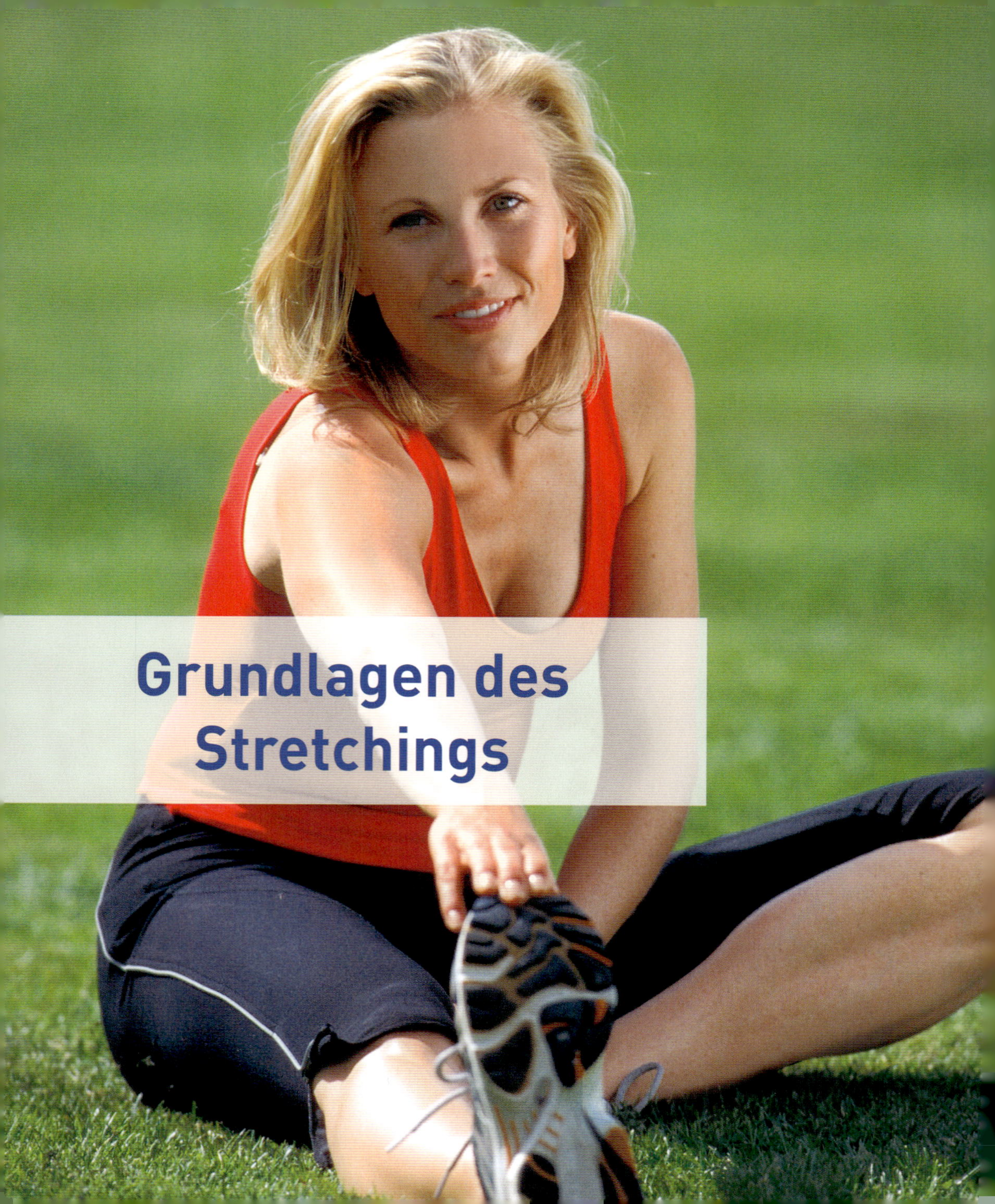

Grundlagen des Stretchings

Stretching – gute Ergänzung des Trainings

Das englische Wort „Stretching" bedeutet „Dehnen": das Dehnen der Muskulatur, aber auch das Strecken der Gelenke und Recken der Wirbelsäule. Eigentlich ist das Dehnen einer unserer Urinstinkte. Diese „animalische" Neigung zeigt sich z. B., wenn man nach langer Ruhe dem Bedürfnis, sich zu räkeln und zu dehnen, nachgibt.
Das Stretching in Form einer Trainingsvariante kam offiziell in den 90er-Jahren mit der Aerobicwelle nach Deutschland, allerdings konnte sich Aerobic hierzulande besser durchsetzen. Im Profisport gehört das Dehnen neben dem Kraft- oder Ausdauertraining hingegen schon lange zum Hauptprogramm dazu.
Stretching bedeutet aber nicht nur körperliches Training, das die Dehnung der Muskulatur und die Mobilisierung der Gelenke zum Ziel hat, sondern auch mentale Entspannung und innere Ausgeglichenheit. Es ist frei von Leistungsdruck und individuell für jeden anwendbar. Mittlerweile gibt es eine Vielzahl von Dehntechniken (siehe Seite 12 ff.) und jede einzelne unterstützt das Beweglichkeitstraining auf ihre eigene Art und Weise.

Über den Sinn oder Unsinn des Stretchings

Über den Sinn des Dehnens gehen die Meinungen bereits seit Jahren auseinander.
Viele wissenschaftliche Untersuchungen zu den Wirkungen des Dehnens berücksichtigen jedoch häufig zu wenige Faktoren – wie Tageszeit, Alter oder Trainingszustand –, um sichere Aussagen über den angeblichen Unsinn des Stretchings treffen zu können.

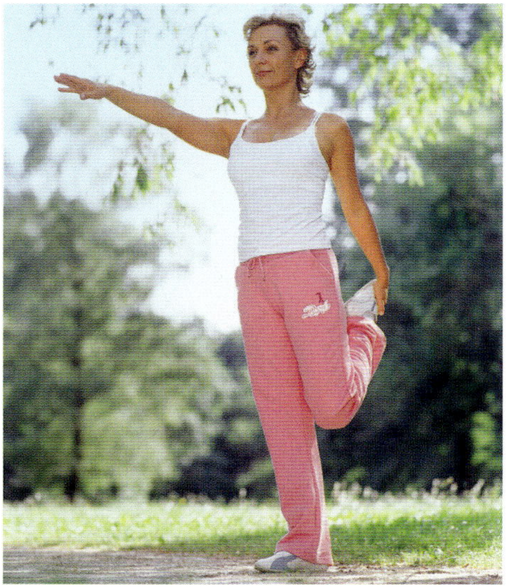

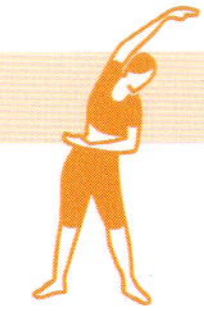

Denn Sinn macht Stretching auf jeden Fall! Es beugt altersbedingten Bewegungseinschränkungen vor und unterstützt sportliche Menschen durch das Vorbereiten auf größere Beweglichkeitsanforderungen im Training.

Stretching – das bringt es mir!

Stretching
- ✔ verbessert die sportliche Leistung
- ✔ hält die Muskulatur geschmeidig
- ✔ pflegt die Gelenke
- ✔ lässt Körper und Geist entspannen
- ✔ verbessert die Haltung
- ✔ erhält den Energiefluss und die Vitalität
- ✔ steigert die Konzentrations- und Leistungsfähigkeit
- ✔ verbessert Beweglichkeit und Gelenkigkeit
- ✔ verlangsamt den Alterungsprozess
- ✔ verringert das Verletzungsrisiko im Alltag und beim Sport
- ✔ hält das Bindegewebe elastisch
- ✔ aktiviert die Stoffwechselfunktionen
- ✔ lässt den Körper fit, straff und gesund aussehen
- ✔ fördert ein völlig neues Körperempfinden
- ✔ lässt die Bewegungen im Alltag leichter fallen
- ✔ führt zu seelischem und körperlichem Wohlbefinden

Ein wichtiges Nebenprodukt des Stretchings ist ein neu erworbenes Körpergefühl. Bereits nach wenigen Übungseinheiten werden Sie schnell die Wohltat spüren, die das Stretching auf Ihren Körper ausübt, und für sich selbst entscheiden können, welche Dehnübungen Ihnen guttun und welche Sie regelmäßig anwenden möchten.

Gesund und entspannt dank Stretching

Früher bedeutete das Dehnen der Muskulatur, ruckartig an dieser zu zerren oder sich gewaltvoll in die Dehnposition zu drücken, bis der Schmerz unerträglich wurde.

Im Vergleich zum Training aus diesen längst vergangenen Tagen ist das sanfte Stretching, das heute praktiziert wird, eine gesundheitsfördernde und wohltuende Entspannungseinheit.
Den eigenen Körper kennenzulernen, zu spüren wo seine Grenzen sind und diese zu akzeptieren, um sie nach und nach zu erweitern, ohne Gewalt anzuwenden – das sind die neuen Prinzipien dieser Sportart.

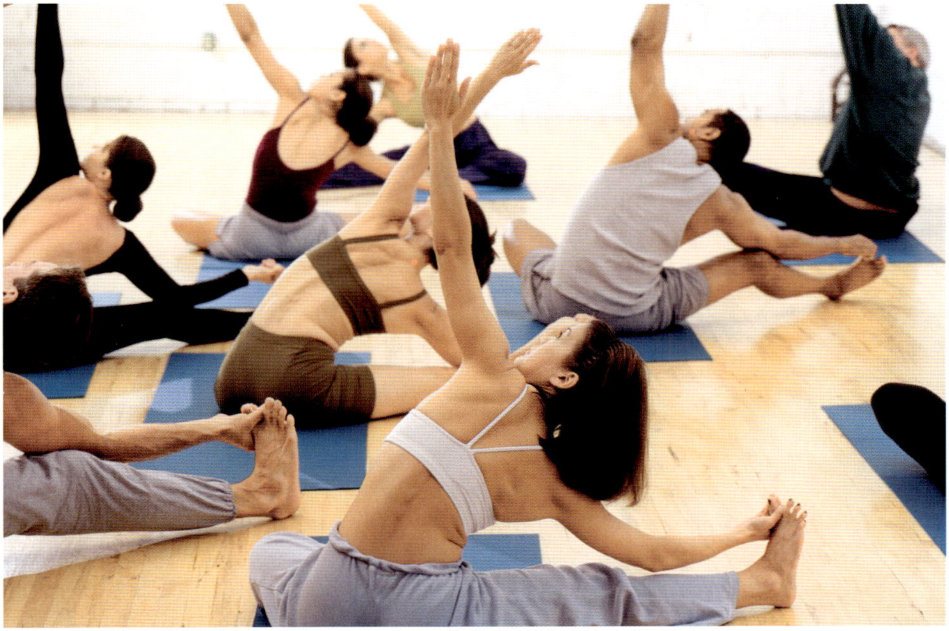

Muskeln und Bindegewebe

Die Muskeln sind von einer elastischen Hülle aus Bindegewebe umgeben und bestehen selbst aus einer Vielzahl von Muskelfasern. Diese ziehen sich bei einer Anspannung des Muskels (z. B. Muskelkrafttraining), aber auch bei Inaktivität und mangelnder Bewegung zusammen.
Die Folge davon ist ein weniger leistungsfähiger Muskel, was wiederum zu Haltungsfehlern führen kann.

Mit gezielten Stretchingübungen können die Fasern eines Muskels geschmeidig gehalten werden.

Muskelspindeln

In der Muskulatur liegen die Muskelspindeln, die Messorgane für die aktuelle Muskelspannung. Durch ihre Aktivierung werden die Muskeln reflexartig angespannt. Den Muskelspindeln haben Sie es einerseits zu verdanken, dass Sie schnell wieder aus einem

ungewollten Nickerchen aufwachen, wenn Ihnen in sitzender Position der Kopf zur Seite oder nach vorn fällt. Andererseits ist die Dehnungsempfindlichkeit der Muskelspindeln auch dafür verantwortlich, dass Sie an manchen Tagen weniger beweglich sind, sei es wegen Kälte oder aufgrund von stressbedingter Angespanntheit.
Durch eine fließende und entspannende Atmung während einer Dehnung kann die Dehnungsempfindlichkeit der Muskelspindeln herabgesetzt werden und die Muskelspindeln können zukünftig sanfter mit den reflexartigen Kräften Ihrer Muskulatur umgehen.

Gelenke und Gelenkschmiere

Die Gelenke des Körpers werden durch die Muskulatur bewegt. Ein Gelenk, bestehend aus Gelenkpfanne und Gelenkkopf, wird in der Regel von einer Gelenkkapsel umschlossen.

Muskelgruppen

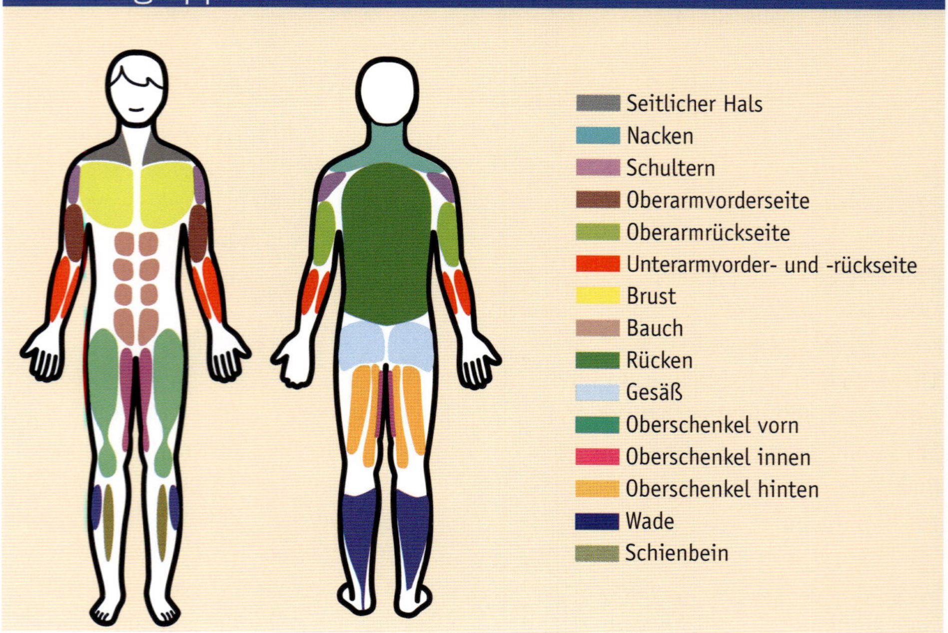

Die sogenannte Gelenkschmiere in der Gelenkkapsel ist für den verminderten Reibungswiderstand zwischen Gelenkpfanne und Gelenkkopf notwendig. Wird zu wenig davon produziert, können Belastungsschmerzen und Abnutzungserscheinungen im Gelenk auftreten. Gelenkschmiere entsteht aufgrund des Wechsels zwischen Belastung und Entlastung im Gelenk. Mit dem Dehnen der Muskulatur wird ihre Produktion auf sanfte Art und Weise angeregt. Durch die leichten Druckveränderungen im Gelenk während des Stretchings kann auch die Rückbildung der Knorpelschicht verhindert werden.

Stressgeplagte aufgepasst!

Mit den neuen Trainingsreizen, die der Körper durch die Dehnübungen erfährt, wird gleichzeitig das Gehirn gefordert, da es die unbekannten Bewegungsabfolgen speichern muss. Dadurch steigen Konzentrations- und Leistungsfähigkeit, was wiederum dazu führt, dass man nicht so schnell gestresst ist.

Verbesserte Haltung

Stretching führt zu einer ausgeglichenen Beweglichkeit, die Gewichtsverlagerung verläuft zentriert durch die Gelenke und schafft dadurch Stabilität und eine aufrechte Körperhaltung. Diese wiederum beeinflusst unser äußeres Erscheinungsbild positiv.

Energiefluss und Vitalität

Im indischen Yoga und auch in der Traditionellen Chinesischen Medizin wird jede Krankheit als Blockade der Energieflüsse im Körper betrachtet. Durch eine falsche Körperhaltung kann die Lebensenergie (Qi) nicht mehr harmonisch durch die Leitbahnen (Meridiane) fließen. Gesundheit und Vitalität leiden und man wird krank.
Unter anderem durch ein ausgewogenes, regelmäßiges Beweglichkeitstraining werden die Blockaden in den Meridianen gelöst und der Energiefluss kann wieder ungehindert strömen – der Mensch ist gesund.

Verlangsamter Alterungsprozess

Der Alltag der meisten Menschen ist heutzutage sehr viel weniger aktiv als früher. Ab dem 30. Lebensjahr kann

es bereits zu ersten Verschlechterungen bei der Beweglichkeit kommen, die sich in Form von Einschränkungen in Gelenkigkeit und Geschmeidigkeit zeigen. Viele Berufstätige sitzen oft zu lange in einer ungesunden Körperhaltung am Schreibtisch und auch die Kinder verplanen ihre Freizeit immer häufiger mit Fernsehen oder Computerspielen. Der dadurch wachsende Bewegungsmangel führt zu Verspannungen der Muskeln und Versteifung der Gelenke – denn was nicht benutzt wird, verkümmert.
Stretching verbessert die Beweglichkeit und Gelenkigkeit, beugt Haltungsschwächen vor und verlangsamt dadurch den Alterungsprozess (siehe auch Seite 70 ff.).

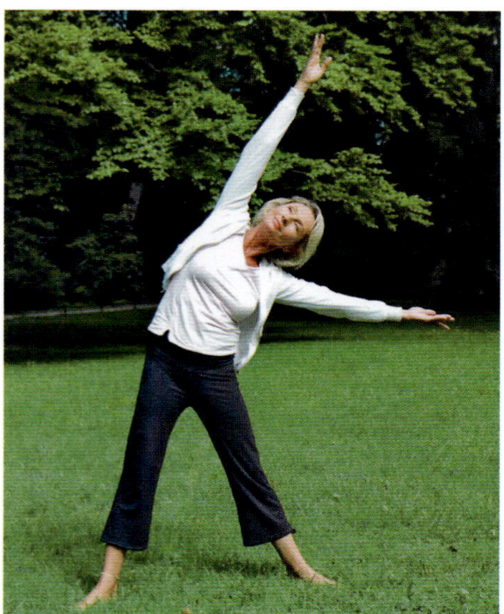

Verletzungsprophylaxe

Verletzungsgefahr im Alltag oder beim Sport entsteht meist durch eine zu ruckartige Reaktion der Muskeldehnungsreflexe. Ein einfaches Beispiel verdeutlicht diese Zusammenhänge: Bei einem plötzlichen Stolpern meldet das Rückenmark in seiner Eigenschaft als Reflexzentrale über die Muskelspindeln an den Muskel: „Reagiere!“
Der Muskel reagiert mit Kontraktion – seine Muskelfasern ziehen sich zusammen. Geschieht dies zu plötzlich, kann es zu einem Muskelfaserriss kommen. Ist der Muskel jedoch dehnbar und geschmeidig, geschieht die Reaktion weniger ruckartig.
Stretching verringert also das allgemeine Verletzungsrisiko.

Wohlbefinden für Körper und Geist

Geschmeidige Muskulatur, bewegliche Gelenke, elastisches Bindegewebe und eine aktive Stoffwechselfunktion – all dies wird durch schonendes Stretching gefördert und lässt den Körper fit, straff und gesund aussehen. Hinzu kommt die entspannende Wirkung des Dehntrainings.

Unser Alltag zwingt uns oft dazu, Gefühle wie Wut, Ärger oder Trauer zu unterdrücken. Probleme und Sorgen lassen die Muskelspannung ansteigen. Die Folge sind eine schlechte Durchblutung in der Muskulatur und ein dadurch erhöhter Druck auf die Wirbelkörper. Nach einiger Zeit können sich diese seelischen Belastungen auch negativ auf unsere körperliche Gesundheit auswirken.
Ein guter Grund, sich die Zeit zu nehmen, etwas für sich selbst zu tun, den Körper sanft zu bewegen sowie die Muskulatur und den Geist zu entspannen. Weil das Dehntraining frei von Hektik und Leistungsdruck ist, bleibt ausreichend Zeit für das aufmerksame Beobachten des Körpers. Ein völlig neues Körperempfinden und eine stärkere Tiefensensibilität werden geweckt, während Körper, Geist und Seele entspannen.

All dies fördert das positive Empfinden, die Lebensfreude und vor allem das Selbstbewusstsein. Die neu ge-

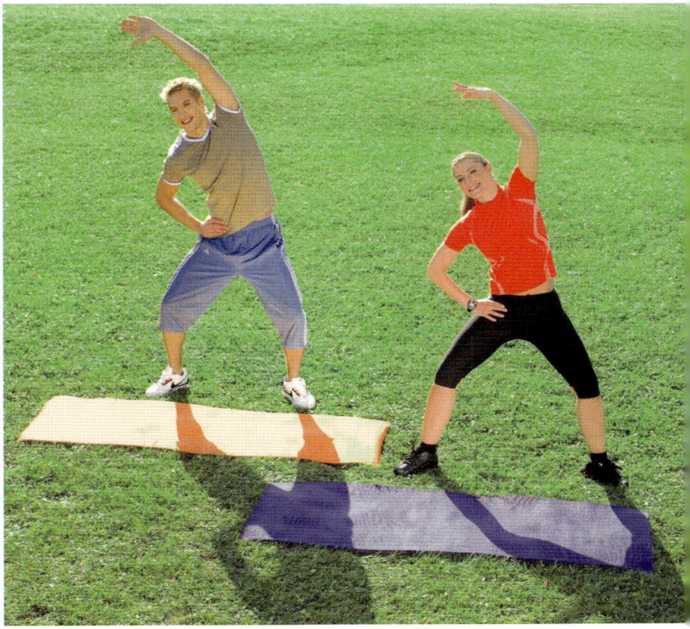

wonnene Körperhaltung wird dem Umfeld imponieren. Elegant, geschmeidig und fit schreitet man fortan durch das Leben. Kurz gesagt: Stretching führt zu seelischem und körperlichem Wohlbefinden und lässt uns Vitalität ausstrahlen.

Stretchen kann jeder

Nicht nur Sportler, sondern jeder Mensch profitiert von einer großen Beweglichkeit. Da Stretching nur die

Flexibilität trainiert, ist diese Übungsform auch für den untrainierten Kreislauf geeignet.
Jung wie alt, Mann wie Frau, übergewichtige Menschen und auch Menschen aller Berufssparten können mit Stretching ganz ohne Leistungs- und Konkurrenzdruck ihren Körper gesund und geschmeidig erhalten.
Mithilfe der unterschiedlichen Dehntechniken können alle Übungen an die individuelle körperliche Verfassung und die persönliche Alltagsgestaltung angepasst werden.
Stress, Verspannungen, körperliche Handicaps wie Gelenkschmerzen, Sportabstinenz oder ein zu hohes Alter sind also keine Gründe, um sich den wohltuenden Wirkungen des Dehntrainings zu entsagen. Gerade gestressten oder verspannten Menschen kann das Konzentrieren auf den eigenen Körper während der Übungen helfen, ruhig und entspannt zu werden. Auch gibt es für fast jede Dehnübung im aufrechten Stand Alternativen, um diese im Sitzen oder Liegen auszuführen.
Viele Sportanfänger finden mit dem sanften Dehnen den dauerhaften Einstieg in die sportliche Aktivität.

Ihrem Start in ein positiv bewegtes Leben steht also nichts mehr im Wege.

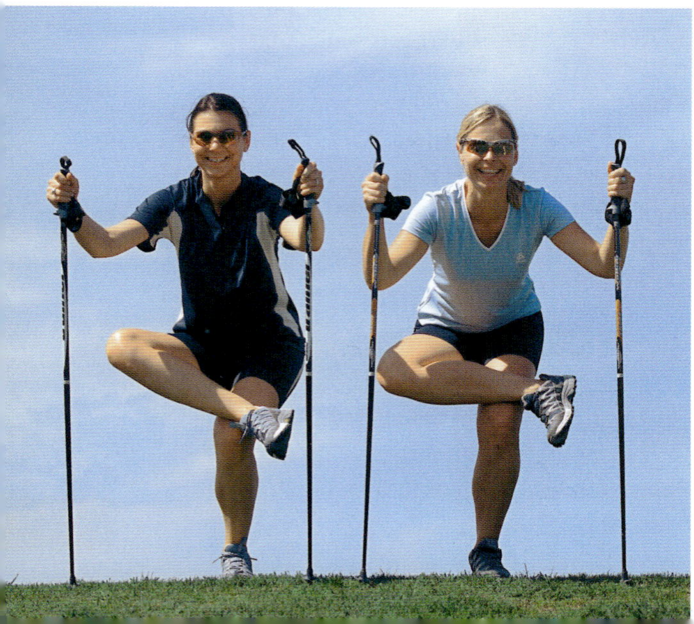

Sinnvolle Dehntechniken

Im Folgenden werden die verschiedenen Dehntechniken kurz vorgestellt. Lassen Sie sich aber nicht durch die Vielfalt verwirren.
Die aktive oder passive Dehnmethode wenden Sie sowieso automatisch bei jeder Dehnung an. Die dynamische Dehnmethode eignet sich als Vorbereitung auf Ihr Sportprogramm (siehe Seite 51 ff.) und die bewegt-statische Methode nutzen Sie für die Nachdehnung am Ende des Trainings. Die starr-statische

und progressiv-statische Dehntechnik können Sie wiederum in Ihrem eigenen Dehntraining anwenden und die sogenannte Anspannungs-Entspannungs-Dehnung ergänzt Ihr Dehntraining genauso wie die Übungen aus dem Yoga.

Für Stretchingeinsteiger empfehlen sich die starr-statische Methode für das Dehntraining und die bewegt-statische Dehnung als Nachbereitung zum Sport. Fortgeschrittene können anhand der hier vorgestellten Methoden Abwechslung in ihr Dehnprogramm bringen.

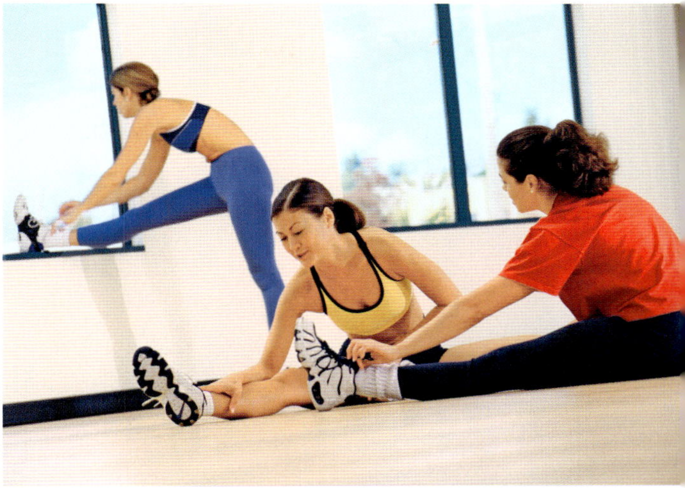

Aktives Stretching

Aktives Stretching bedeutet, dass eine Muskulatur die andere zu dehnende Muskulatur in die Dehnposition zieht. Somit ist beim aktiven Stretching immer ein Muskel angespannt. Das wiederum führt zu einer besseren Entspannung und somit zu einer besseren Dehnfähigkeit des zu dehnenden Muskels. Die arbeitende Muskulatur wird gleichzeitig gekräftigt.

Beispiel: Zur Dehnung der Oberschenkelinnenseiten sitzen Sie mit gegrätschten Beinen auf dem Boden. Sie neigen sich mit geradem Oberkörper leicht nach vorn, bis Sie eine sanfte Dehnung an der Oberschenkelinnenseite spüren. Würde nun ein Partner Ihre Hände fassen und Sie weiter nach vorn ziehen, wäre dies ein passives Stretching.
Nachteil: Um die Dehnung zu vertiefen, reicht meist die Kraft der beteiligten Muskulatur nicht mehr aus.
Geeignet für: Vor- und Nachbereitung zum Sport sowie als eigenständiges Dehntraining.

Passives Stretching

Beim passiven Stretching kann die Dehnposition durch ein Gerät oder

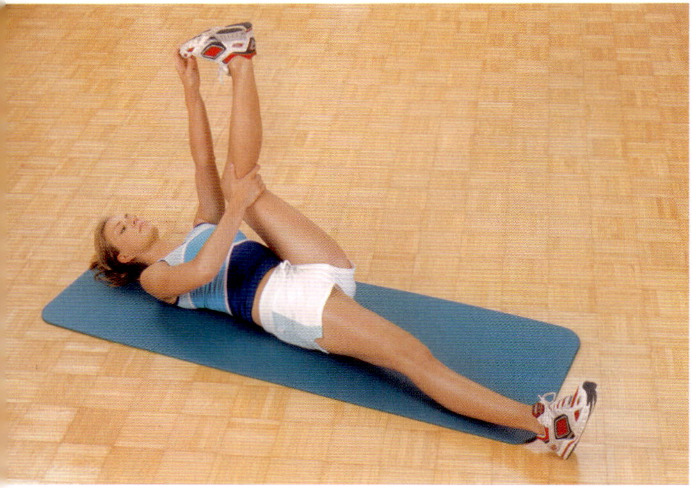

einen Partner, mithilfe der Schwerkraft oder einer anderen Muskelgruppe gehalten werden.

Beispiel: Zur Dehnung der Muskulatur an der Oberschenkelrückseite ziehen die Arme das gestreckte Bein im Liegen in Richtung Oberkörper. Würde man das gestreckte Bein nur mit Kraft der Hüftbeugemuskulatur in Richtung Oberkörper ziehen, wäre dies wieder die aktive Dehnmethode und die Intensität wäre niedriger als bei der Zuhilfenahme der Arme.
Nachteil: Bei Unterstützung der Dehnung durch einen Partner gibt man ein Stück der eigenen Kontrolle über die Dehnung ab.

Geeignet für: Vorbereitung zum Sport nur eingeschränkt, Nachbereitung zum Sport, als eigenständiges Dehntraining.

Dynamisches Stretching

Dynamisches Stretching zählt zur ältesten Dehnmethode und gilt in seiner ursprünglichen Form als veraltet. Während früher mit schnellem und kurzem Federn oder Wippen die Muskeln gedehnt wurden, bis das Schmerzempfinden aufkam, bedeutet dynamisches Stretching heute aber das langsame Herantasten an die Überschreitung der normalen Muskelflexibilität durch kontrolliertes Federn oder Wippen ohne jegliches Auftreten von Schmerzempfinden.
Der Vorteil dieser Methode ist, dass, ähnlich wie beim aktiven Stretching, bei bestimmten Muskelgruppen gleichzeitig eine Kräftigung durch die Mitwirkung einer anderen Muskulatur erfolgt. Außerdem wird die Durchblutung des Muskels während des gesamten Dehnvorgangs gewährleistet. Gleichzeitig verbessert sich die Koordination innerhalb der Muskulatur.

Beispiel: Setzen Sie zur Dehnung Ihrer Oberschenkelrückseite die Ferse weit vor sich auf, und beugen Sie gleichzeitig das hintere Knie, bis Sie ein leichtes Ziehen an der Oberschenkelrückseite des vorderen Beins spüren. Beugen Sie das hintere Knie etwas mehr, und schieben Sie gleichzeitig Ihr Gesäß nach hinten unten, um die Dehnung Ihrer Oberschenkelrückseite im vorderen Bein zu intensivieren. Lösen Sie diese Intensivierung, indem Sie Ihr Knie wieder etwas mehr strecken und das Gesäß anheben.

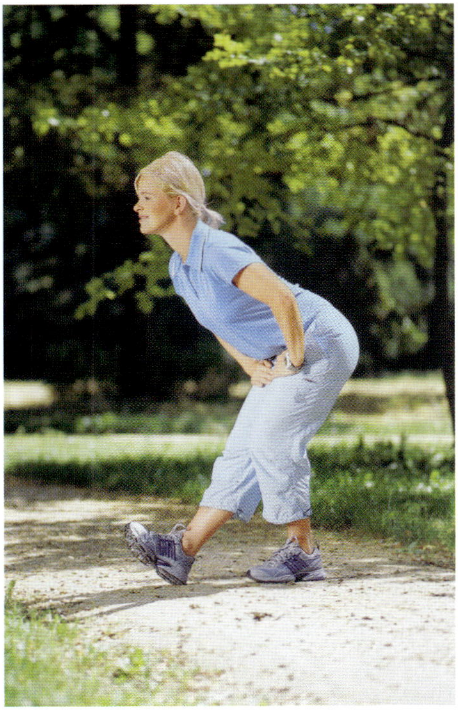

Wiederholen Sie diese Bewegung fließend und langsam. Würden Sie in der Position, in der Sie die Dehnung intensiver spüren, zehn Sekunden oder länger verweilen, wäre dies eine starr-statische Dehnung.

Nachteil: Der Nachteil dieser Methode ist die geringere Kontrollfähigkeit über die korrekte Ausführung. Daher ist das dynamische Stretching vor allem für Sportanfänger nicht unbedingt empfehlenswert. Nach einem intensiven Kraft- oder Ausdauertraining besteht außerdem eine erhöhte Gefahr, sich durch die geringere Kontrolle der Bewegungsausführung kleinste Verletzungen im Muskel zuzuführen.

Geeignet für: Aufwärmphase vor dem Sport, Nachbereitung zum Sport nur eingeschränkt, als eigenständiges Dehntraining.

Statisches Stretching

Starr-statisches Stretching

Beim starr-statischen Stretching wird die Muskulatur in einer langsamen Bewegungsausführung bis an ihre maximale Dehnposition herangeführt, ohne dass ein Schmerzempfinden auftritt. In dieser Position wird der Muskel ca. zehn bis 30 Sekunden gehalten, bis ein subjektives Entspannungsgefühl in der Muskulatur spürbar wird. Anschließend wird die Dehnposition langsam wieder verlassen. Nach einer kurzen Lockerung wird die Übung zwei- bis dreimal wiederholt. Durch die Behutsamkeit und kontinuierliche Dehnung bis an die Dehngrenze, wo man auch wirklich zehn bis 30 Sekunden verweilen sollte, stellen sich die Muskelspindeln in den Muskelfasern auf die neue Anforderung ein und werden länger. Deshalb lässt das Spannungsgefühl während einer gehaltenen Dehnposition mit der Zeit nach.

Beispiel: Siehe passives Stretching; die Dehnung wird zehn bis 30 Sekunden gehalten. Würden Sie das Bein langsam näher an sich heranziehen, es gleich wieder lösen und das Ganze mehrere Male wiederholen, wäre dies eine dynamische Dehnung.

Für alle Dehntechniken gilt:

- Keine Schmerzen während der Dehnung!
- Die Atmung fließt während des Dehnvorgangs gleichmäßig weiter.

Nachteil: Statisches Dehnen kann sehr zeitintensiv sein. Außerdem kann sich die Durchblutung im Muskel bereits nach zehn Sekunden in der Dehnposition verschlechtern. Deshalb wird diese Methode nicht für das Vor- oder Nachdehnen zum Sport empfohlen. Denn vor dem Sport sollte der Muskel ausreichend mit Nährstoffen versorgt sein, und nach dem Sport gilt es, erst einmal die Stoffwechselendprodukte aus dem Muskel herauszutransportieren. Hierfür ist eine gute Durchblutung des Muskels erforderlich.
Geeignet für: Nur sehr eingeschränkt zur Nachbereitung zum Sport, aber durchaus als eigenständiges Dehntraining.

Progressiv-statisches Stretching

Die Effektivität der starr-statischen Stretchingmethode wird gesteigert, wenn im Anschluss an die erste Dehnphase noch ein wenig weiter gedehnt und diese Spannung wiederum zehn bis 30 Sekunden gehalten wird.
Dadurch kann die Dehnintensität gesteigert werden. Diese Methode bezeichnet man als progressiv-statisches Dehnen.

Beispiel: Siehe passives Stretching; die Dehnung wird zehn bis 30 Sekunden gehalten. Dann zieht man das Bein langsam näher an den Körper heran und hält diese tiefere Dehnposition wiederum zehn bis 30 Sekunden.
Nachteil: Für Ungeübte ist diese Dehnmethode nicht empfehlenswert. Die Technik klingt zwar einfach, benötigt aber dennoch ein gutes Körpergefühl und eine „saubere" Ausführung der einzelnen Dehnpositionen. Deshalb sollte man schon etwas erfahrener in Sachen Dehnen sein. Außerdem ist diese Methode eher eine Steigerungsvariante zum „normalen" Dehnen.
Geeignet für: Das progressiv-statische Stretching eignet sich für das eigenständige Dehntraining.

Bewegt-statisches Stretching

Bei dieser Dehnmethode wird die Dehnposition nur ca. fünf bis maximal zehn Sekunden gehalten, um anschließend den Dehnbereich leicht zu verändern. Die neue Position wird wiederum nur ca. fünf bis maximal zehn Sekunden gehalten. Es folgt eine weitere Dehnposition usw.

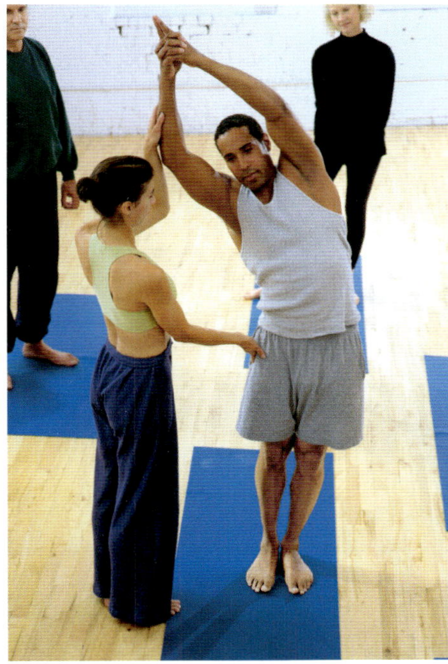

Durch diese ständig wechselnden Dehnpositionen bleibt die Muskulatur wie beim dynamischen Stretching während des Dehnvorgangs besser durchblutet – einziger Unterschied: Die dynamische Variante wird schneller ausgeführt.

Beispiel: Schieben Sie zur Dehnung Ihrer Nackenmuskulatur das Kinn so weit wie möglich zurück, und neigen Sie anschließend den Kopf nach vorn in Richtung Brust. Sie spüren eine

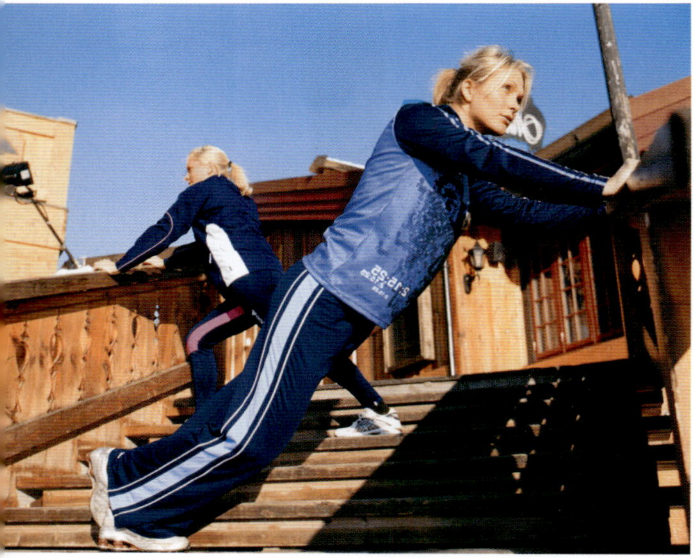

Dehnung in der Nackenpartie. Erweitern Sie diese Dehnung nach ca. fünf bis zehn Sekunden auf weitere Muskelpartien, indem Sie aus dieser vorgeneigten Position den Kopf zur Seite drehen. Halten Sie diese Position wiederum ca. fünf bis zehn Sekunden, um den Kopf nun langsam zur anderen Seite zu drehen. Halten Sie diese Dehnung wieder ca. fünf bis zehn Sekunden.

Nachteil: Für diese Technik sollte man bereits einige Dehnübungen auswendig im Kopf haben, um die unterschiedlichen Positionen fließend wechseln zu können.

Geeignet für: gute Nachbereitung zum Sport, oder auch als eigenständiges Dehntraining.

Anspannungs-Entspannungs-Stretching

Diese Methode hat ihren Ursprung in der Krankengymnastik und Physiotherapie.
Wie der Name schon verrät, beruht diese Dehnvariante auf einem Wechsel von Anspannung, Entspannung und Dehnung, der Dehnungswiderstand des Muskels gegenüber dem Dehnungsreiz wird geringer. Dies wird durch eine vorhergehende maximal mögliche Anspannung des zu dehnenden Muskels hervorgerufen.

Durch das Abwechseln von An- und Entspannen entwickelt sich ein verbessertes Körpergefühl, und die Bewegungsabläufe werden fließender. Gleichzeitig erfolgt wiederum eine Kräftigung der Muskulatur.

Beispiel: Drücken Sie den Hinterkopf sanft gegen Ihre Hände, und halten Sie diese Spannung ca. drei bis vier Sekunden. Entspannen Sie anschließend ein bis zwei Sekunden. Schieben

Sie nun das Kinn so weit wie möglich zurück, und neigen Sie den Kopf nach vorn in Richtung Brust. Sie spüren eine Dehnung in der Nackenpartie. Halten Sie diese Dehnung ca. fünf Sekunden, um dann wieder langsam den Kopf aufzurichten. Wiederholen Sie diese Variante bis zu dreimal.
Nachteil: Diese Methode ist sehr zeitintensiv.
Geeignet für: eigenständiges Dehntraining.

Yoga & Stretching

Yoga ist als altbewährtes Körpertraining für seine kräftigende, entspannende, aber vor allem auch mobilisierende und dehnende Wirkung bekannt.
Bestimmte Yogaübungen eignen sich hervorragend, um effektiv und sanft bestimmte Muskelgruppen zu dehnen. Sie müssen nicht schwer oder kompliziert sein, um ein effektives Dehntraining zu gewährleisten.
Die Übungen zur Förderung der Beweglichkeit ermöglichen Untrainierten jederzeit einen Einstieg in das Beweglichkeitstraining und bieten Fortgeschrittenen ausreichend Variations- und Steigerungsmöglichkeiten.

Beispiel: Bereits einfachste Übungsabfolgen, z. B. „Sonnengruß“, dehnen die gesamte Muskulatur. Viele Positionen im Yoga werden bereits als klassische Dehnübungen verwendet.
Nachteil: Um das Yogatraining durch und durch genießen zu können, müssen sich erst einige der Yogapositionen im Gedächtnis verfestigen.
Geeignet für: nur sehr eingeschränkt als Nachbereitung zum Sport, effektiver in eigenständigem Dehntraining.

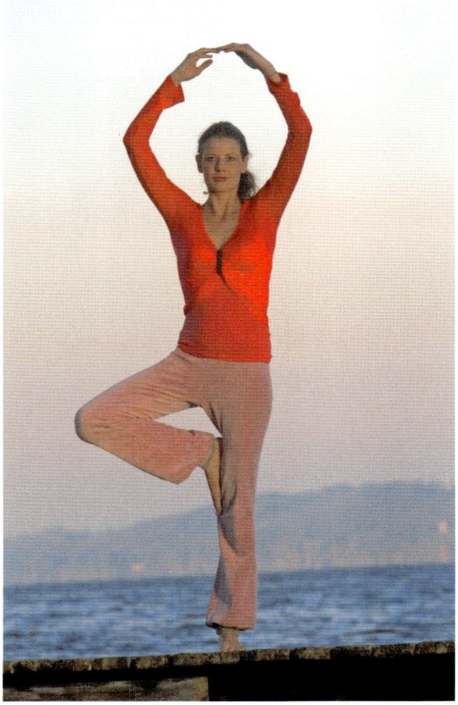

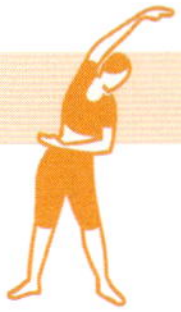

Die Dehntechniken im Überblick

Technik	Vorteile	Nachteile	Geeignet für
Aktives Stretching	Gleichzeitige Kräftigung während der Dehnung.	Dehnung nur begrenzt intensiv möglich.	Ungeübte bis Fortgeschrittene.
Passives Stretching	Intensivere Dehnung erreichbar.	Bei Partnerarbeit gibt man Kontrolle über die Dehnung ab.	Ungeübte bis Fortgeschrittene.
Dynamisches Stretching	Verbesserung der Koordination innerhalb der Muskulatur.	Eine für Anfänger schwer kontrollierbare Dehnung.	Vorbereitung zum Sport und als eigenständiges Dehntraining.
Starr-statisches Stretching	Dehnposition kann in Ruhe „erspürt" werden.	Verschlechterte Durchblutung der Muskulatur während des Dehnvorgangs.	Ungeübte im eigenständigen Dehntraining.
Progressiv-statisches Stretching	Dehnintensität wird allmählich gesteigert.	Für Einsteiger nicht geeignet.	Erfahrene im eigenständigen Dehntraining.
Bewegt-statisches Stretching	Umfangreichere Dehnung durch Positionsveränderungen während des Dehnens.	Verschiedene Dehnübungen sollten bekannt sein.	Nachdehnen nach dem Sport oder als eigenständiges Dehntraining.
Anspannungs-Entspannungs-Stretching	Verbesserung des Körpergefühls, Bewegungsabläufe werden fließender.	Sehr zeitintensiv.	Auch für Ungeübte, im eigenständigen Dehntraining.
Yoga & Stretching	Für Anfänger und Fortgeschrittene gleichermaßen geeignet.	Je nach Übungsauswahl evtl. zeitintensiv.	Eigenständiges Beweglichkeits- und Dehntraining.

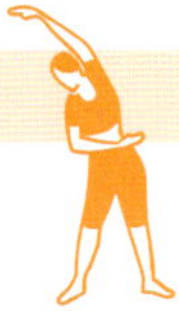

Was ist beim Stretching zu beachten?

Um positive Ergebnisse zu gewährleisten, sind verschiedene Faktoren wichtig, die bei allen Stretchingübungen beachtet werden müssen.

Grundstellungen

Die Körperhaltung sollte zu Beginn der einzelnen Dehnübungen korrekt sein und während der Übungen auch beibehalten werden. Nachfolgend werden die Grundstellungen, die für die in diesem Buch vorgeschlagenen Übungen wichtig sind, vorgestellt.

Stand

Mit geschlossenen Beinen: Das Körpergewicht wird gleichmäßig auf beide Füße verteilt. Die Füße stehen unter den Hüftgelenken, die Knie sind leicht gebeugt, das Becken wird in einer neutralen Position leicht nach vorn gekippt und der Bauch angespannt. Die Wirbelsäule sollte ihre natürliche Doppel-S-Form beibehalten, während das Brustbein angehoben wird. Die Schulterblätter ziehen nach hinten zur Wirbelsäule und nach unten, als würde man sie in imaginäre Hosentaschen stecken. Der Hinterkopf zieht in Richtung Decke, der Kiefer bleibt locker, und die Arme hängen entspannt neben dem Körper.

Mit geöffneten Beinen: Das Körpergewicht wird gleichmäßig auf beide Füße verteilt. Die Füße stehen weiter als beckenbreit auseinander. Die Fußzehen und Knie zeigen jeweils diagonal nach außen. Der Oberkörper wird leicht nach vorn geneigt, die Bauchmuskulatur unterstützt die Halteposition. Wie beim Stand mit geschlossenen Beinen wird das Becken in seiner natürlichen Position nach vorn gekippt, behält die Wirbelsäule ihre natürliche Doppel-S-Form bei. Das Brustbein wird angehoben, die Schulterblätter ziehen nach hinten zur Wirbelsäule und nach unten. Der Hinterkopf zieht in Richtung Decke, der Kiefer bleibt locker, und die Arme werden neben dem Körper diagonal nach vorn und unten ausgestreckt.

Vierfüßlerstand

Hierbei kniet man auf dem Boden, die Oberschenkel stehen senkrecht, die

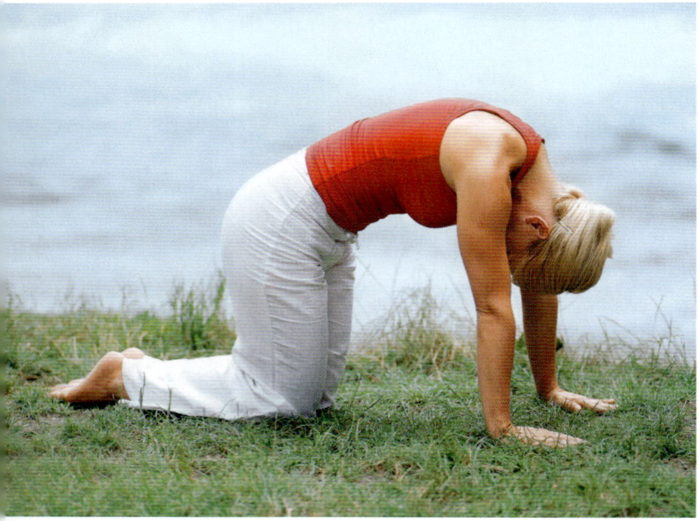

Unterschenkel und Füße liegen auf dem Boden auf, die Hände sind aufgestützt. Die Knie befinden sich unter den Hüftgelenken, die Hände unter den Schultern. Das Körpergewicht wird gleichmäßig auf Unterschenkel und Hände verteilt. Die Wirbelsäule behält ihre natürliche Doppel-S-Form bei. Die Schulterblätter ziehen zu den imaginären Hosentaschen. Die Beckenknochen werden leicht nach vorn gekippt, der Nacken ist lang, und der Blick geht in Richtung Boden, sodass der Hinterkopf mit der Wirbelsäule eine gerade Linie bildet. Der Bauchnabel wird leicht in Richtung Wirbelsäule eingezogen.

Sitz

Übungen im Sitzen können entweder auf einem Stuhl bzw. Hocker oder aber direkt auf dem Fußboden ausgeführt werden.

Auf dem Stuhl: Setzen Sie sich aufrecht auf einen Stuhl, die Füße sind hüftbreit unter den Knien positioniert. Sie spüren Ihre Sitzbeinhöcker auf der Sitzfläche. Das Gewicht ist gleichmäßig unter beiden Fußsohlen verteilt. Die Wirbelsäule behält ihre natürliche Doppel-S-Form bei, während das Brustbein angehoben wird. Der Bauch wird leicht angespannt, und die Schulterblätter ziehen nach hinten zur Wirbelsäule und nach unten. Der Hinterkopf zieht in Richtung Decke, der Kiefer bleibt locker, und die Arme werden neben dem Körper gehalten.
Auf dem Boden: Setzen Sie sich aufrecht hin. Sie spüren Ihre Sitzbeinhöcker auf der Sitzfläche. Die Beine werden nach vorn ausgestreckt. Die Knie dürfen dabei auch leicht gebeugt sein. Wirbelsäule, Brustbein, Schulterblätter, Hinterkopf und Kiefer werden wie beim Sitzen auf einem Stuhl gehalten. Unterstützen Sie Ihre Wirbelsäule durch die Aktivierung der Bauchmuskulatur.

Rückenlage

Ausgestreckte Beine: Legen Sie sich auf den Rücken. In der Ausgangsposition sind die Beine lang ausgestreckt und entspannt, Knie und Füße fallen nach außen. Die Wirbelsäule behält ihre natürliche Doppel-S-Form bei. Die Schulterblätter liegen entspannt auf dem Boden und ziehen nach hinten zur Wirbelsäule und nach unten. Der Hinterkopf zieht von den Schultern weg, der Nacken bleibt dadurch lang. Der Kiefer bleibt locker, und die Arme werden neben dem Körper abgelegt.
Aufgestellte Beine: Bei der Rückenlage mit aufgestellten Beinen werden die Füße in einem für die Knie angenehmen Winkel hüftbreit aufgestellt. Becken und Wirbelsäule behalten ihre physiologische Haltung bei.

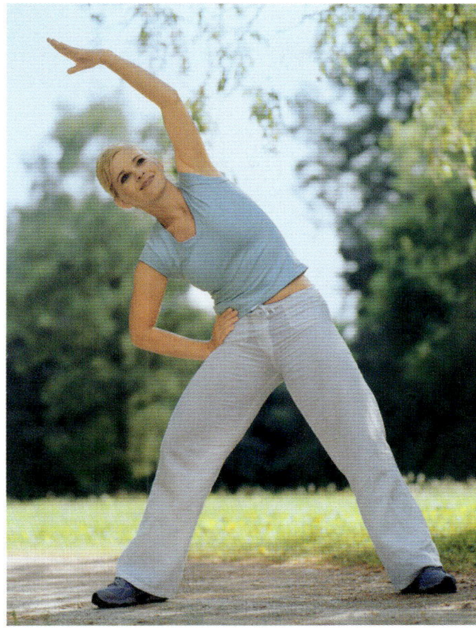

Bauchlage

Legen Sie sich auf den Bauch. In der Ausgangsposition sind die Beine lang ausgestreckt und entspannt. Die Wirbelsäule behält ihre natürliche Doppel-S-Form bei. Die Schulterblätter ziehen nach hinten zur Wirbelsäule und nach unten. Der Hinterkopf zieht von den Schultern weg, der Nacken bleibt dadurch lang. Der Kiefer bleibt locker, und die Hände werden unter die Stirn gelegt.

Seitlage

Legen Sie sich auf die Seite. Schulter- und Hüftgelenke liegen parallel übereinander. Legen Sie Ihren Kopf auf Ihrem unteren, nach oben ausgestreckten Arm ab oder stützen Sie den Kopf mit der Hand. Zur Stabilisierung der Seitlage können Sie das untere Bein leicht nach vorn anwinkeln.

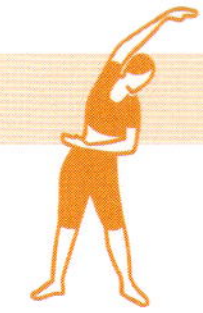

Worauf muss ich vor dem Stretchprogramm achten?

- ✔ Ist meine Muskulatur ausreichend erwärmt?
- ✔ Habe ich gesundheitliche Einschränkungen?
- ✔ Wo kann ich bequem und in aller Ruhe stretchen?
- ✔ Habe ich die richtige Kleidung gewählt?
- ✔ Habe ich genügend Zeit und Ruhe?
- ✔ Kann ich auf mein Handy oder Telefon kurz verzichten?

Warm-up

Nach einer kurzen Aufwärmphase ist das Dehnen effektiver als ohne Erwärmung der Muskulatur, denn ein erwärmter Muskel ist dehnfähiger und geschmeidiger. Auch nach einem sehr intensiven Kraft- oder Ausdauertraining sollte die ermüdete Muskulatur vor dem Stretching erst ausreichend gelockert und anschließend nur vorsichtig gedehnt werden.
Hören Sie besonders gut auf Ihren Körper, wenn Sie untrainiert sind oder bereits mit altersbedingten Bewegungseinschränkungen zu kämpfen haben. Lassen Sie es langsam angehen!

Nach vorangegangener Operation oder einem gesundheitlichem Problem mit Gelenken bzw. Muskeln sollte vor dem Dehntraining ein Arzt kontaktiert werden.

Regelmäßigkeit und Intensität

Das Dehntraining sollte keine Schmerzen bereiten, denn Stretching ist kein persönlicher Wettbe-

Aufwärmtipps für das Stretching

Um die Muskulatur vor Ihrem Dehntraining ausreichend zu erwärmen, müssen Sie kein ganzes Sportprogramm absolvieren. Es reicht völlig aus, wenn Sie zu Hause wenigstens fünf Minuten zu Ihrer Lieblingsmusik tanzen oder sich einfach einmal „gehen lassen" und wild herumtollen.

Liegt Ihnen beides weniger, können Sie auch fünf Minuten auf der Stelle marschieren. Heben Sie dazu Ihre Knie weit nach oben und bewegen Sie Ihre Arme kräftig mit. Sie werden schnell spüren, wie sich Ihr Körper erwärmt und Ihre Atemzüge intensiver werden.

werb! Um Überdehnungen und Verletzungen zu vermeiden, sollte man langsam beginnen. Passen Sie das Work-out Ihren persönlichen Fortschritten an und steigern Sie sich immer erst allmählich.

Nehmen Sie sich auch ausreichend Zeit für Ihr Stretchingprogramm. Entledigen Sie sich sämtlicher Verpflichtungen und sorgen Sie für ein ungestörtes Umfeld. Handy oder Telefon sollten außer Reichweite und am besten auch außer Hörweite sein.

Umgebung

Achten Sie darauf, dass die Umgebung bzw. die Atmosphäre auch für das Stretching geeignet ist. So sollte man während der Übungen nicht frieren. Denn dann ziehen sich die Muskeln zusammen und die Körperhaltung verliert an Spannung. Um effektiv und gesund zu dehnen, sollten die Muskulatur und der Körper aber entspannt sein. Dies ist erst bei angenehmen Temperaturen möglich.

Für einen gesunden Sauerstoffaustausch sollte der Raum vor dem Training außerdem gut gelüftet werden.

Wohlfühlen

Schaffen Sie sich Ihre eigene Wellnesslounge, um die Dehnübungen richtig genießen zu können. Hören Sie Ihre Lieblingsmusik und legen Sie sich auf Ihre Lieblingskuscheldecke. Wenn es für Sie angenehmer ist, können Sie Ihren Kopf auf eine weiche Unterlage legen. Tragen Sie während Ihrer Stretchingeinheiten bequeme Kleidung. Enge

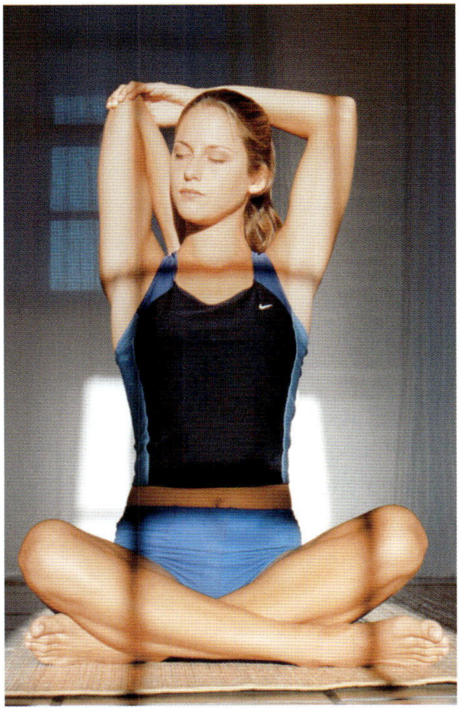

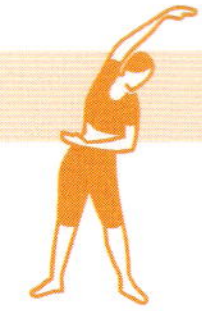

Checkliste: Hilfsmittel

- ✔ Ein flaches Kissen als Unterlage für Kopf und/oder Lendenwirbelbereich bzw. zur Unterstützung für das aufrechte Sitzen.
- ✔ Mehrere dicke Kissen zur Unterstützung der Seitlage.
- ✔ Ein Handtuch als „Armverlängerung".
- ✔ Ein Stuhl oder Hocker, um darauf zu sitzen oder eine Dehnposition zu erleichtern.
- ✔ Eine Stufe oder ein Podest zur Unterstützung einer Dehnübung.

Hosen oder Oberteile behindern die häufig relativ großen Bewegungsausführungen. Nur mit bequemer Kleidung können Sie sich auch voll und ganz auf Ihren Körper konzentrieren, Spaß am Stretching entwickeln und das Training voll genießen.

Werden Sie nicht ungeduldig, falls sich nicht sofort ein Fortschritt in Ihrer Dehnfähigkeit einstellt. Wenn sich Ihr Körper jahrelang an ein bestimmtes Bewegungsmuster gewöhnt hat, können Sie nicht innerhalb nur weniger Übungseinheiten diese Muster wieder vollkommen auflösen.
Geben Sie sich und Ihrem Körper ausreichend Zeit, sich auf die neue, positive Veränderung einzustellen.

Fehler vermeiden

Wenn man während einer Dehnübung falsch steht bzw. die Körperhaltung vernachlässigt, kann es zu unnötigen Belastungen in den Gelenken kommen. Viele dieser Fehler können aber leicht vermieden werden.

Unkontrollierte Bewegungen

Durch unkontrollierte Bewegungsführungen passiert es schnell, dass man während einer Dehnposition ins Hohlkreuz fällt. Ein meist unangenehmer Druck in der Lendenwirbelgegend weist darauf hin.
Um dies zu vermeiden, sollten Sie vor allem Ihre Beckenposition überprüfen. Denken Sie daran: Becken immer leicht nach vorn kippen.

Zu hoher Ehrgeiz

Meist ist es der eigene Ehrgeiz, der viele Menschen zu hoch gesteckten Zielen antreibt. Doch sollte man sich immer vor Augen halten, dass Stretching kein Leistungssport ist. Die Gelenke sollten geschützt bleiben.

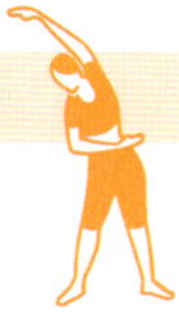

Gedehnt werden nur die Muskulatur und das Bindegewebe. Und auch diese nur so weit, dass kein Schmerzempfinden auftritt. Dehnen Sie sanft!

Mahlzeiten vor dem Stretching

Warten Sie auch nach nur leichtem Essen mindestens eine Stunde, bevor Sie mit Ihrem Stretchingprogramm beginnen. Nach einem ausgiebigeren Essen sollten Sie sogar mindestens zwei Stunden abwarten.
Am besten ist es, Sie nehmen Ihre Mahlzeiten immer erst nach dem Stretching ein.

Krankheiten und Schmerzen

Bei Arthritis, Osteoporose oder anderen entzündlichen Krankheiten an Knochen und Gelenken ist das Stretching mit erhöhter Vorsicht zu genießen. Holen Sie, bevor Sie mit dem Dehntraining beginnen, den Rat eines Arztes oder Physiotherapeuten ein.

Hören Sie auf Ihren Körper! Schmerz in der Muskulatur während oder unmittelbar nach dem Dehnen darf nicht sein. Dehnen Sie deshalb nie mit kalter Muskulatur und verlassen Sie Ihre Dehnposition genauso sanft, wie Sie diese eingenommen haben.

Checkliste: Fehler vermeiden

- ✔ Kontrollieren Sie jede Bewegungsausführung bewusst.
- ✔ Dehnen Sie sanft.
- ✔ Nehmen Sie Mahlzeiten erst nach dem Stretching zu sich.
- ✔ Fragen Sie bei körperlichen Beschwerden erst einen Arzt oder Physiotherapeuten, bevor Sie mit den Dehnübungen beginnen.
- ✔ Dehnen Sie nie mit kalter Muskulatur.
- ✔ Verlassen Sie jede Dehnposition genauso sanft, wie Sie diese eingenommen haben.

Stretching und Atmung

Richtiges Atmen ist für das körperliche und seelische Wohlbefinden von großer Bedeutung. Es steht in Wechselwirkung mit zahlreichen organischen und seelischen Abläufen. Ruhiges Atmen versorgt den Körper optimal mit Sauerstoff und unterstützt die Stoffwechselprozesse, die Verdauung sowie die Leistungsfähigkeit von Muskeln, Nerven und Gehirn. Das korrekte Atmen entspannt Körper und Geist. Durch diese Entspannung wird man automatisch zum richtigen Atmen gebracht.

Flache Atmung

Meist atmen wir in Stresssituationen zu flach. Flache Atmung ist eine ungünstige Atmungsweise, weil dabei häufiger ein- und ausgeatmet werden muss, um den Luftmangel auszugleichen.

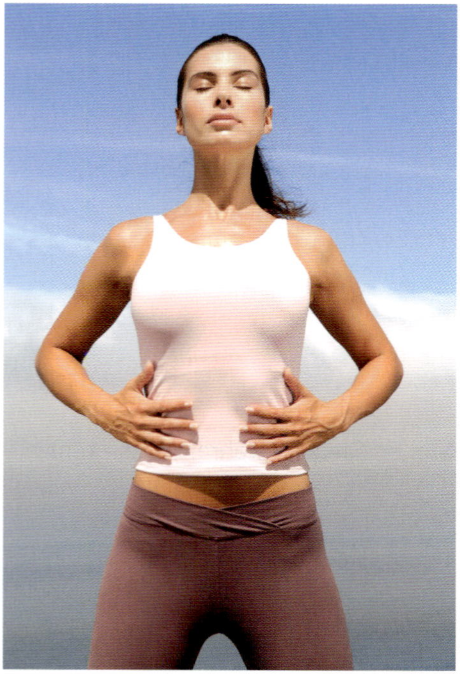

Hätten Sie's gewusst?

Wir atmen täglich 20.000- bis 30.000-mal. An die 10.000 Liter Luft fließen auf diese Weise täglich durch unsere Lungen, etwa ein halber Liter bei jedem Atemzug.

Bei vielen Menschen bewegt sich auch nur der Bauch bei der Atmung, was auf eine Bewegungseinschränkung in der Brust hindeutet.
Richtiges Atmen heißt, in den Brust- und Bauchbereich zu atmen.

Brust- und Bauchatmung

Die Atmung während der Dehnübungen sollte gleichmäßig in Ihrem eigenen Rhythmus und in tiefen Atemzügen bis in den Bauch und das Becken hinein ausgeführt werden.
Mit jeder Ausatmung senken Sie das Spannungsgefühl in Ihrem Körper und können dadurch den Dehnvorgang zusätzlich unterstützen, indem Sie in die einzelnen Körperbereiche wieder hineinatmen.
Atmung hilft dem Körper, sich Veränderungen anzupassen.

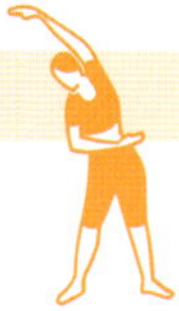

Kalte Dusche

Ein gutes Beispiel liefert das Ihnen sicherlich bekannte Erlebnis „kalte Dusche“: Unter einer eiskalten Dusche schnappt man automatisch nach Luft und spannt die Muskulatur an. Doch durch diese Verspannung und das Luftanhalten verschlimmert sich das Kälteempfinden.
Versuchen Sie einmal, trotz des „Kälteschocks“ weiter langsam und gleichmäßig ein- und auszuatmen. Das wird Ihr Empfinden positiv beeinflussen.

Verbinden Sie Atmung und Dehnung!

- Atmen Sie ein, bevor Sie mit der Dehnung beginnen. Versuchen Sie, in die Körperregion zu atmen, die Sie dehnen möchten.
- Halten Sie kurz inne, um sich auf den Dehnvorgang zu konzentrieren.
- Atmen Sie aus, wenn Sie in die Dehnposition hineingehen.
- Atmen Sie während des Haltens der Dehnung gleichmäßig und tief weiter.
- Lösen Sie die Dehnung sanft wieder mit dem Ausatmen auf.
- Atmen Sie ein, bevor Sie mit der Wiederholung des Dehnvorgangs beginnen.

Atmung und Entspannung

Mit einer bewussten, tiefen Ein- und Ausatmung erhöht sich der Entspannungseffekt während des Stretchings. Richtiges Atmen kann Blockaden lösen, die durch ein seelisches Ungleichgewicht oder in Phasen erhöhter Anspannung entstanden sind.

Versuchen Sie, durch die Nase tief einzuatmen und durch die Nase oder die leicht geöffneten Lippen den verbrauchten Sauerstoff wieder hinausfließen zu lassen. Dabei sollten Sie so viel wie möglich von dem verbrauchten Sauerstoff ausatmen und mit ihm die Giftstoffe und Stoffwechselendprodukte.
Atmen Sie nach einer kurzen Atempause wieder tief in den Bauch- und Brustbereich hinein, um den frischen Sauerstoff zu jeder Zelle Ihres Körpers zu transportieren.

Stellen Sie sich während des Atemvorgangs vor, wie Sie mit dem Einatmen Ihre gesamte Muskulatur mit frischer Energie und neuer Kraft versorgen, wie das Lebenselixier Sauerstoff in Ihre Blutbahn gelangt und Ihrem Körper Frische und Vitalität verleiht.

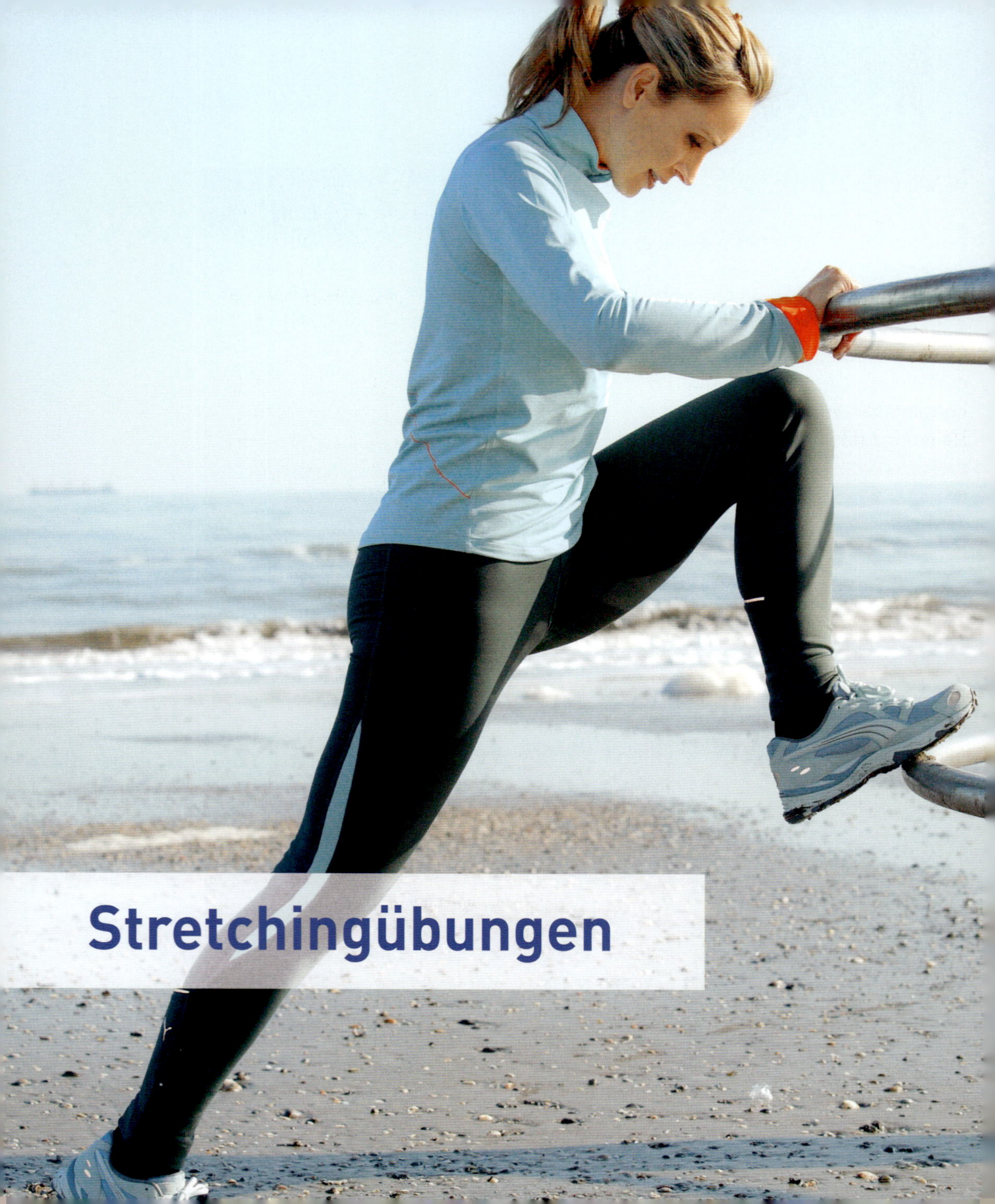

Stretchingübungen

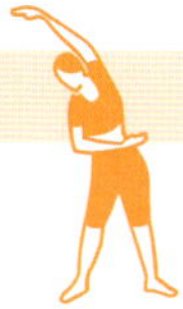

Von Kopf bis Fuß gedehnt

Alle hier vorgestellten Übungen wurden nach ihrer einfachen Nachvollziehbarkeit ausgewählt und sind deshalb auch für jeden Beweglichkeitszustand anwendbar.
Halten Sie die Dehnungen für Ihr Dehnprogramm vor oder nach dem Sport ca. fünf bis maximal zehn Sekunden. Wenn Sie dehnen, um Ihre Beweglichkeit zu erhalten, sind zehn Sekunden ebenfalls ausreichend. Um Ihre Beweglichkeit zu verbessern, sollten Sie die Dehnung jedoch länger als zehn Sekunden halten. Empfohlen werden hier sogar 30 bis 60 Sekunden. Viel Spaß beim Dehnen!

Hals- und Nackenmuskulatur

Nacken

Ausgangsposition: Stand mit geschlossenen Beinen.
Ablauf: Schieben Sie das Kinn so weit wie möglich zurück, und neigen Sie anschließend den Kopf nach vorn in Richtung Brust. Nehmen sie die Dehnung in der Nackenpartie bewusst wahr. Halten Sie diese Dehnung kurz, um dann wieder langsam den Kopf aufzurichten.
Variation: Wenn Sie möchten, können Sie diese Dehnung auf weitere Muskelpartien erweitern: Drehen Sie aus der vorgeneigten Position den Kopf zur Seite. Der Blick folgt der Bewegung. Spüren Sie der Verlagerung der Dehnung in andere Bereiche des Nackens wenige Sekunden nach, und drehen Sie den Kopf langsam über die Mitte zur anderen Seite. Auch hier folgt der Blick der Bewegung. Dehnen Sie ca. fünf bis neun Sekunden, und lösen Sie die Dehnposition danach langsam wieder auf.
Achtung: Ziehen Sie Ihre Schultern nicht hoch, sondern lassen Sie sie ganz locker.

Mentales Training!

Führen Sie die hier vorgestellten Übungen bereits im Geiste aus. Allein schon mit der Kraft der Vorstellung werden das Nervensystem und die Muskulatur auf die neuen Bewegungsmuster vorbereitet. Im Leistungssport wird diese mentale Vorbereitung erfolgreich für Wettkämpfe genutzt.

Seitlicher Hals I (1)

Ausgangsposition: Stand mit geschlossenen Beinen.
Ablauf: Drehen Sie das Kinn zu einer Schulter, während Sie Ihren Blick weiter geradeaus halten, bis Sie eine leichte Dehnung in der Halsseite spüren. Verweilen Sie wenige Atemzüge, und drehen Sie das Kinn wieder nach vorn. Wiederholen Sie die Übung zur anderen Schulter.
Tipp: Stellen Sie sich vor, Ihr Kinn würde auf einer Tischplatte aufliegen und schiebt sich während der Drehung zur Schulter über die Tischplatte.

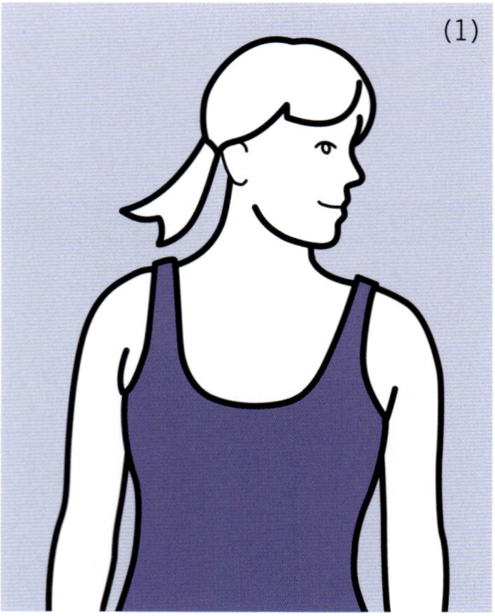

Seitlicher Hals II (2)

Ausgangsposition: Stand mit geschlossenen Beinen.
Ablauf: Neigen Sie den Kopf zur Seite als wollten Sie mit Ihrem Ohr Ihre Schulter berühren. Ihr Blick geht nach vorn. Spüren Sie das leichte Ziehen der seitlichen Halsmuskulatur.
Tipp: Zur Intensivierung der Dehnung können Sie die Schulter der zu dehnenden Seite in Richtung Boden ziehen.
Variation: Hierbei können Sie aus der geneigten Position heraus den Blick zum Boden richten. Sie spüren eine leichte Verlagerung der Dehnung in andere Muskelanteile der Halsmuskulatur. Kehren Sie wieder zur Seitneigung zurück (Augen nach vorn) und richten Sie nun den Blick langsam in Richtung Decke, ohne die Seitneigung zu verlassen. Nehmen Sie auch in dieser Position die Verlagerung der Dehnung wahr. Richten Sie Ihren Blick wieder nach vorn, lösen Sie die seitliche Neighaltung des Kopfs langsam wieder, und kehren Sie zur Ausgangsposition zurück. Nach einer kurzen Pause führen Sie die Dehnung auf der anderen Seite durch.
Achtung: Führen Sie den Wechsel zwischen den einzelnen Dehnpositionen langsam und sanft durch.

(2)

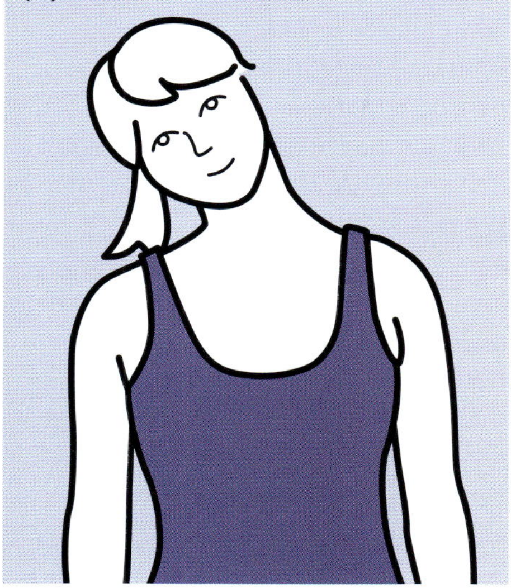

Halsvorderseite

Ausgangsposition: Stand mit geschlossenen Beinen.

Ablauf: Legen Sie Ihren Kopf behutsam in den Nacken. Lassen Sie dabei Ihren Mund leicht geöffnet, um den Unterkiefer zu entspannen. Halten Sie diese Position wenige Atemzüge, um anschließend den Kopf langsam wieder aufzurichten.

Achtung: Bei den meisten Menschen ist die Halsvorderseite eher überdehnt. Durch unbewusst falsche Körperhaltungen im Alltag, die den Hinterkopf in den Nacken ziehen lassen, ist es wichtiger, den Nacken als die Halsvorderseite zu dehnen. Spüren Sie selbst, ob Ihnen diese Dehnung gut tut.

Tipp: Sie können diese Übung auch im Sitzen ausführen.

Stretchingtipps

- Schonen Sie Ihre Wirbelsäule mit einer Gymnastikmatte oder einer Decke als Unterlage.
- Schonen Sie in jeder Dehnposition Ihre Bandscheiben.
- Bei Nackenbeschwerden legen Sie sich ein flaches Kissen unter den Kopf.
- Konzentrieren Sie sich auf den Dehnvorgang.
- Zählen Sie anfangs die Sekunden gedanklich mit. Irgendwann haben Sie das Zeitgefühl für Ihre Dehnung verinnerlicht und müssen nicht mehr mitzählen.
- Gehen Sie es langsam an.
- Setzen Sie sich nicht unter Leistungsdruck.
- Übertreiben Sie es nicht mit den Dehnübungen.
- Gehen Sie wieder sanft aus der Dehnposition heraus.
- Hören Sie auf Ihren Körper.
- Atmen Sie durch die Nase.
- Warten Sie nach Mahlzeiten mindestens eine Stunde.

Vorsicht bei Hals- und Nackenstretching!

Die Dehnung der Hals- und Nackenmuskulatur mit Unterstützung bzw. Auflegen der Hand ist nicht empfehlenswert. Diese Methode ist zwar weit bekannt, kann aber gefährlich werden, wenn zu viel Druck entsteht und dadurch Bandscheiben, Wirbel und Nerven belastet werden.

Schultergürtel- und Schultergelenkmuskulatur

Die Schultermuskulatur besteht aus drei Muskeln: vorderer Anteil, seitlicher Anteil und hinterer Anteil. Dementsprechend gibt es für jeden Anteil auch die passende Dehnung.

Schultervorderseite (3)

Ausgangsposition: Stand mit geschlossenen Beinen.
Ablauf: Führen Sie beide Arme gestreckt nach hinten, und fassen Sie hinter Ihrem Rücken beide Hände. Ziehen Sie die gefalteten Hände nach hinten unten und Ihre Schulterblätter zusammen, bis Sie die Dehnung in den Schultervorderseiten wahrnehmen. Dehnung kurz halten und anschließend langsam wieder lösen.
Variation: Sie können die Übung erschweren, indem Sie beide Arme gestreckt hinter Ihrem Rücken langsam höher und genauso langsam wieder tiefer führen.
Achtung: Führen Sie die Bewegung aus, ohne Ihre Arme nach oben zu reißen. Überdehnen Sie nicht Ihre Schultergelenkkapsel und gehen Sie nicht mit unkontrolliertem Schwung oder zu unsanft an die Übung heran! Bleiben Sie während der gesamten Übung aufrecht stehen.

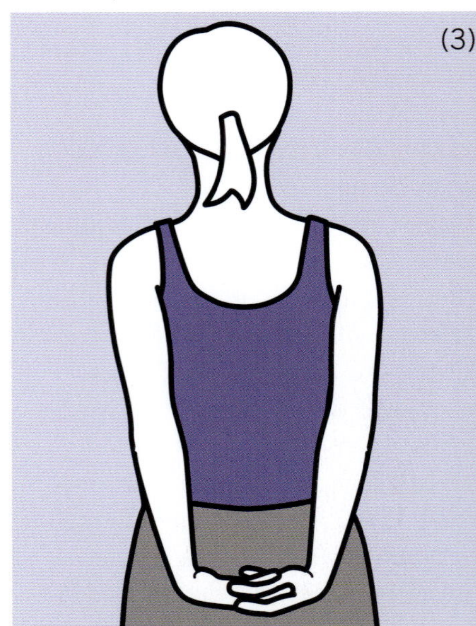
(3)

Seitliche Schulter (4)

Ausgangsposition: Stand mit geschlossenen Beinen.
Ablauf: Führen Sie einen Arm schräg nach vorn. Greifen Sie mit der Hand des anderen Arms von unten an Ihren ausgestreckten Oberarm und ziehen diesen zu sich heran. Lassen Sie die Schulter des ausgestreckten Arms tief.
Tipp: Wenn Sie in dieser Position gleichzeitig mit der Hand am Oberarm ziehen – die Schulter also lang ziehen –, spüren Sie die Dehnung der seitlichen Schultermuskulatur intensiver.

(4)

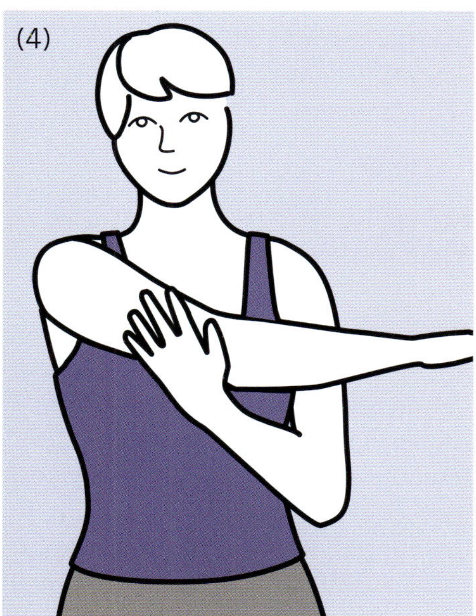

Achtung: Ziehen Sie Ihre Schultern nicht hoch zu den Ohren, sondern herunter in Richtung Gesäß.

Schulterrückseite

Ausgangsposition: Stand mit geschlossenen Beinen.
Ablauf: Umarmen Sie sich selbst, indem Sie beide Hände auf die jeweils entgegengesetzte Schulter auflegen. Ziehen Sie in dieser Position beide Ellenbogen kräftig in Brusthöhe nach vorn. Zur Verstärkung der Dehnung atmen Sie dabei ganz tief in die Rückenrippen ein.
Achtung: Halten Sie Ihren Rücken aufrecht und gerade.

Ober- und Unterarmmuskulatur

Oberarmrückseite – Armstrecker (5)

Ausgangsposition: Stand mit geschlossenen Beinen.
Ablauf: Führen Sie einen Arm gerade nach oben. Lassen Sie den Unterarm nach hinten absinken, und versuchen Sie, mit der Hand Ihren untersten

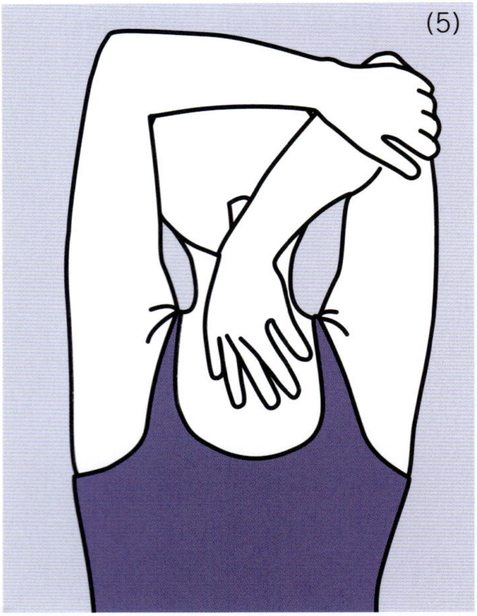

Halswirbel zu berühren, während der Ellenbogen nach oben zeigt. Zur Intensivierung der Dehnung legen Sie die Hand des freien Arms auf den nach oben zeigenden Ellenbogen, und üben einen leichten Druck auf diesen aus. Stellen Sie sich vor, wie Ihre Hand vom untersten Halswirbel entlang der Wirbelsäule noch weiter nach unten gleitet. Halten Sie die Dehnung kurz, und wechseln Sie anschließend die Seite.

Achtung: Schützen Sie Ihr Schultergelenk: Der Ellenbogen bleibt über dem Schultergelenk, der Druck erfolgt von oben auf den Ellenbogen. Kein Ziehen zur Körpermitte hin!

Oberarmvorderseite – Armbeuger

Ausgangsposition: Stand mit geschlossenen Beinen.

Ablauf: Heben Sie den gestreckten Arm in Schulterhöhe, die Handfläche zeigt nach oben. Führen Sie den Arm gerade nach hinten, bis Sie eine erste Dehnung spüren. Drehen Sie nun den Daumen der Hand zum Boden. Halten Sie die Dehnung kurz und wechseln Sie anschließend die Seite.

Achtung: Überdehnen Sie nicht Ihr Schultergelenk.

Unterarminnenseite und Handgelenk (6)

Ausgangsposition: Stand mit geschlossenen Beinen oder Sitz.

Ablauf: Strecken Sie einen Arm in Brusthöhe gerade nach vorn aus. Der Handrücken zeigt zu Ihnen, die Finger nach oben. Sie spüren eine leichte Dehnung an der Innen- bzw. Unterseite Ihres Unterarms. Zur Intensivierung ziehen Sie mit der freien Hand Ihre

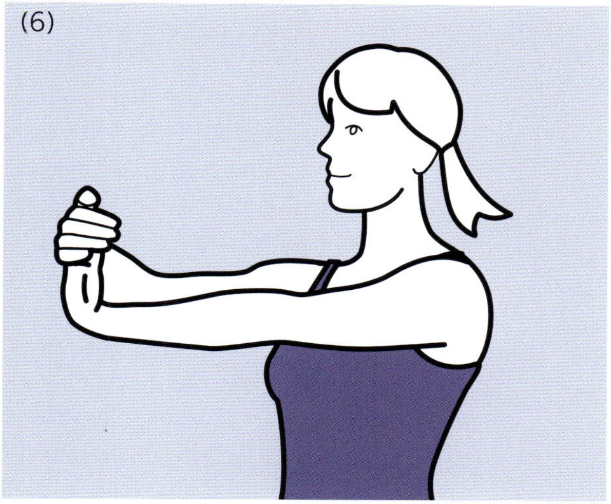

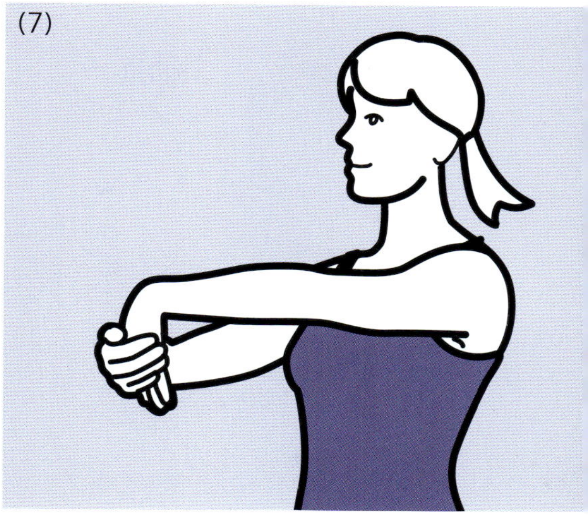

Finger einschließlich Handfläche zu sich heran. Halten Sie diese Dehnung kurz, und führen Sie diese die Übung anschließend auch mit dem anderen Arm aus.
Achtung: Überdehnen Sie nicht Ihr Handgelenk!

Unterarmaußenseite und Handgelenk (7)

Ausgangsposition: Stand mit geschlossenen Beinen oder Sitz.
Ablauf: Strecken Sie einen Arm in Brusthöhe nach vorn aus. Beugen Sie Ihr Handgelenk, die Handfläche zeigt zu Ihnen, die Finger nach unten. Sie spüren eine leichte Dehnung an der Außen- bzw. Oberseite Ihres Unterarms. Zur Verstärkung der Dehnung ziehen Sie mit der freien Hand Ihre nach unten zeigenden Finger einschließlich Handfläche zu sich heran. Halten Sie diese Dehnung kurz und führen Sie die Übung mit dem anderen Arm aus.
Achtung: Überdehnen Sie nicht Ihr Handgelenk!

Rückenmuskulatur

Entlang der Wirbelsäule

Ausgangsposition: Stand mit geschlossenen Beinen.

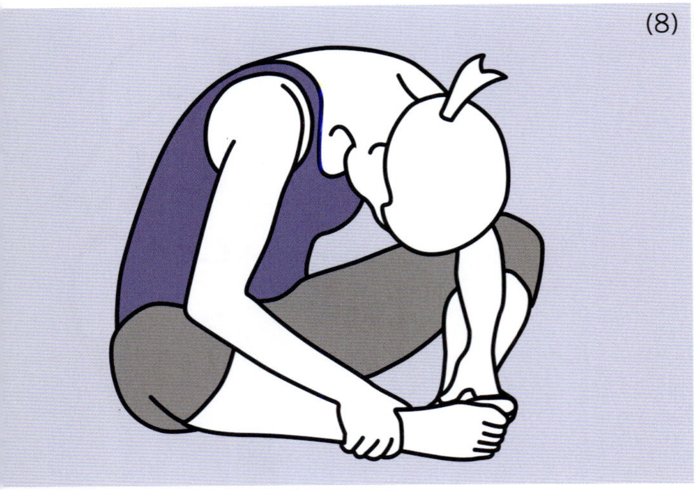
(8)

Ablauf: Bringen Sie zuerst Ihr Kinn zum Brustbein, und rollen Sie dann jeden einzelnen Wirbel nach unten ab, bis Ihre Hände – je nach Beweglichkeit – den Boden oder die Schienbeine berühren. Nehmen Sie das leichte Ziehen entlang der Wirbelsäule wahr. Zur gleichzeitigen Dehnung der Beinrückseiten versuchen Sie, die Knie ganz durchzustrecken. Halten Sie die Dehnung kurz, und rollen Sie anschließend langsam und mit gebeugten Knien Wirbel für Wirbel wieder nach oben auf.
Achtung: Lassen Sie in der vorgebeugten Haltung Ihren Kopf ganz locker hängen. Sie benötigen keine Spannung in Ihrer Hals- und Nackenmuskulatur.

Gesamter Rücken (8)

Ausgangsposition: Sitz auf dem Boden.
Ablauf: Stellen Sie Ihre Füße auf und lassen Sie die gebeugten Knie nach außen fallen. Die Fußsohlen berühren sich dabei. Kippen Sie Ihr Becken so weit wie möglich nach vorn, und legen Sie Ihre Hände neben den Füßen oder noch weiter vorn ab. Beugen Sie Ihren Rücken langsam, bis Sie ein leichtes Ziehen entlang der Wirbelsäule wahrnehmen können. Ziehen Sie gleichzeitig die Schulterblätter auseinander. Sie spüren die Dehnung in der zwischen den Schulterblättern liegenden Muskulatur. Halten Sie diese Dehnung kurz, während Sie gleichmäßig weiteratmen, und lösen Sie die Position, indem Sie wieder ganz langsam Wirbel für Wirbel zurück in den aufrechten Sitz rollen.
Achtung: Lassen Sie die Schultern und die Nackenmuskulatur in dieser Position ganz entspannt.

Seitlicher Rumpf (9)

Ausgangsposition: Stand mit geöffneten Beinen.
Ablauf: Strecken Sie einen Arm lang nach oben über den Kopf, und neigen

Sie sich anschließend langsam zur gegenüberliegenden Seite. Sie können sich mit der anderen Hand auf dem Oberschenkel abstützen. Der nach oben ausgestreckte Arm geht in Verlängerung des Oberkörpers mit zur Seite. Halten Sie diese Position wenige Atemzüge, um die Dehnung an der Körperseite konzentriert wahrzunehmen, und kehren Sie dann wieder genauso langsam in die Ausgangsposition zurück, um die Übung zur anderen Seite auszuführen.

Achtung: Knicken Sie nicht seitlich ein. Ziehen Sie sich diagonal in die Länge.

(9)

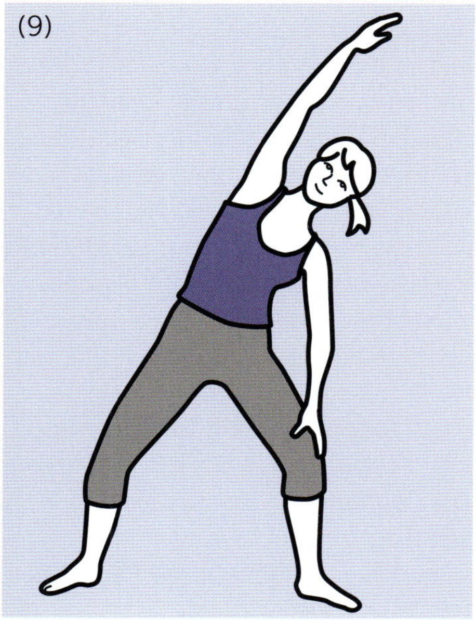

Variation: Ergänzend können Sie sich aus der Seitneigung leicht diagonal nach vorn neigen. Der ausgestreckte Arm verlängert diese nun leicht gebeugte Körperhaltung. Die Dehnung wandert dadurch von Ihrer Körperseite verstärkt in die Rückseite.

Tipp: Durch eine tiefe Einatmung in den zu dehnenden Bereich lässt sich die Dehnung verstärken.

Brust- und Bauchmuskulatur

Bei fast jeder Brustdehnung wird auch gleichzeitig die Bauchmuskulatur gedehnt. Die folgenden Übungsbeispiele für die Dehnung der Brustmuskulatur können deshalb auch für den Bauchbereich verwendet werden.

Schmetterling

Ausgangsposition: Stand mit geschlossenen Beinen oder Sitz.

Ablauf: Verschränken Sie Ihre Hände hinter dem Kopf. Ziehen Sie beide Ellenbogen nach hinten, bis Sie eine Dehnung in der Brustmuskulatur spüren. Durch eine tiefe Einatmung können Sie diese Dehnung noch verstärken.

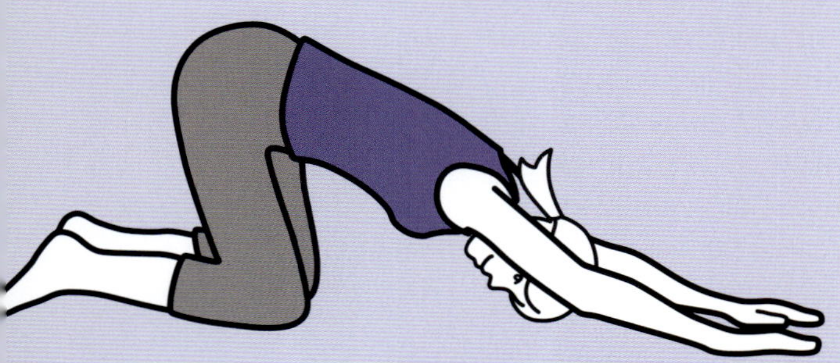

(10)

Tipp: Falls Sie sich mit dieser Dehnübung aufgrund einer eingeschränkten Beweglichkeit schwertun, können Sie auch mit der Übung „Brust-Öffner“ Ihre Brustmuskulatur effektiv dehnen und Ihre Beweglichkeit steigern.

Brustkorbrutsche (10)

Ausgangsposition: Vierfüßlerstand.
Ablauf: Strecken Sie Ihre Arme weit nach vorn, und stützen Sie sich mit Ihren Unterarmen und Händen auf. Die Hüfte bleibt auch in dieser Position über Ihren Knien. Die Stirn ruht entspannt auf dem Boden. Es entsteht eine kleine „Rutsche“ vom Gesäß bis zu den Händen. Nehmen Sie bewusst die Dehnung in Ihrer Oberkörpervorderseite und die Entspannung in Ihrem Schultergürtel wahr.
Variation: Ziehen Sie erst die eine Schulter zum Boden, und halten Sie die Dehnung, wechseln Sie anschließend zur anderen Seite.
Achtung: Vermeiden Sie im Vierfüßlerstand, dass Ihr gesamtes Körpergewicht auf den Kniegelenken abgestützt wird.

Brustöffner (11)

Ausgangsposition: Stand mit geöffneten Beinen.
Ablauf: Neigen Sie Ihren Oberkörper nach vorn, und lassen Sie dabei das Brustbein angehoben. Strecken Sie beide Arme auf Schulterhöhe nach rechts und links aus, die Handinnenflächen zeigen nach oben, der Daumen nach hinten. Die Schultern bleiben entspannt. Ziehen Sie Ihre Arme nun langsam nach hinten (Arme hinter der Körperachse) und ziehen Sie beide Arme wieder gleichzeitig zur Ausgangsposition (Arme neben der Körperachse). Die Dehnung der Brustmuskulatur verstärkt sich dabei in dem Moment, in dem Sie die Arme hinter Ihre Körperachse ziehen.

Achtung: Dehnen Sie nur Ihre Brustmuskulatur, nicht Ihre Schultergelenkkapsel! Gehen Sie nicht mit unkontrolliertem Schwung oder zu unsanft an die Übung heran, sondern achten Sie wirklich darauf, dass die Dehnung in der Brustmuskulatur platziert wird.

Bauchstrecker

Ausgangsposition: Rückenlage.
Ablauf: Strecken Sie Ihre Arme lang und angenehm weit geöffnet über Ihrem Kopf auf dem Boden aus. Behalten Sie Ihr Becken in einer natürlichen Position, und ziehen Sie Ihre Schultern in Richtung Gesäß. Atmen Sie tief in Ihren Brust- und Bauchraum ein und nehmen Sie die angenehme Dehnung wahr. Beenden Sie die Dehnung, indem Sie Ihre Arme langsam wieder nach vorn bringen.
Achtung: Legen Sie bei Rückenbeschwerden ein flaches Kissen unter die Lendenwirbelsäule.

(11)

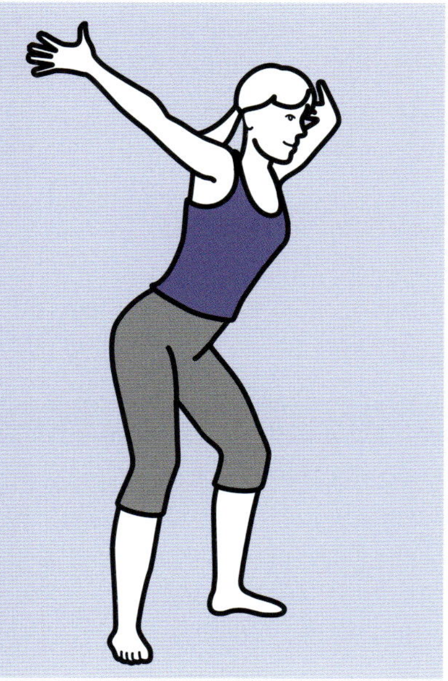

Gesäß- und Beinmuskulatur

Gesäß stehend (12)

Ausgangsposition: Stand mit geschlossenen Beinen. Die Übung im Stehen erfordert ein gutes Gleichgewicht. Sollten Sie das nicht haben, können Sie sich bei der Übung auch mit einer Hand an einer Stuhllehne oder an einer Wand abstützen.
Ablauf: Heben Sie ein Bein mit angewinkeltem Knie an, und legen Sie die äußere Seite des Fußes in Kniehöhe über das Standbein. Beugen Sie nun langsam Ihr Standbein, und folgen Sie mit Ihrem Gesäß nach hinten unten, als wollten Sie sich auf einen Stuhl setzen. Der Oberkörper neigt sich

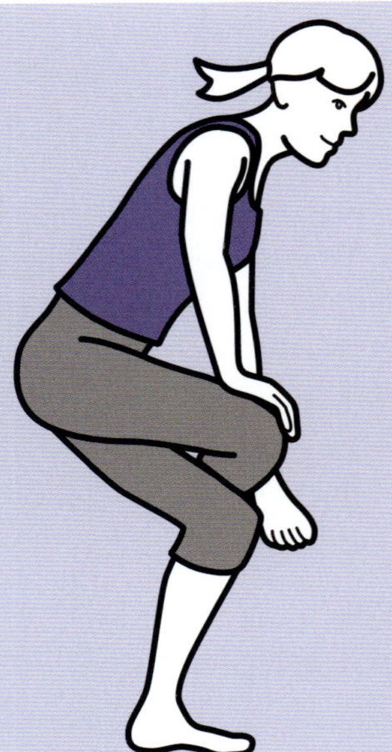
(12)

dabei gerade nach vorn. Das Brustbein bleibt angehoben. Das Knie Ihres quer aufgelegten Beins zeigt seitlich nach außen. Je tiefer Sie mit Ihrem Gesäß nach unten gehen, desto stärker spüren Sie die Dehnung in den tiefen Muskelschichten Ihrer Gesäßhälfte. Kehren Sie anschließend in die Ausgangsposition zurück, und wiederholen Sie diese Übung auf der anderen Seite.
Achtung: Belasten Sie nicht Ihr Fußgelenk! Halten Sie Ihr Fußgelenk stabil über dem Knie Ihres Standbeins.
Tipp: Einfacher als die stehende ist die sitzende oder die liegende Variante.

Gesäß sitzend (13)

Ausgangsposition: Sitz auf dem Boden.
Ablauf: Strecken Sie ein Bein nach vorn aus, und beugen Sie das andere. Legen Sie das Knie des angewinkelten Beins über das Knie des ausgestreckten. Beide Knie liegen nun übereinander. Beide Füße liegen mit der Fußaußenseite auf dem Boden. Neigen Sie sich mit geradem Rücken und angehobenem Brustbein aus der Hüfte heraus nach vorn, bis Sie sich mit den Händen neben Ihren Knien auf dem Boden abstützen können. Sie spüren die Dehnung in Ihrer Gesäßhälfte und auch in der Oberschenkelrückseite.
Tipp: Noch einfacher als die sitzende ist die liegende Variante.

Gesäß liegend

Ausgangsposition: Rückenlage mit aufgestellten Beinen.

Ischiasnerv

Das Dehnen der Gesäßmuskulatur ist hilfreich bei Ischiasbeschwerden. Allerdings sollten Sie die Dehnung nicht bei akuten Schmerzen ausüben!

Ablauf: Heben Sie einen Fuß an, um diesen mit der äußeren Seite auf den Oberschenkel des aufgestellten Beins zu legen. Das Knie des nun angehobenen Beins zeigt nach außen zur Seite. Heben Sie nun auch das noch aufgestellte Bein vom Boden ab und umfassen Sie mit beiden Händen dessen Oberschenkel. Ziehen Sie das Bein in Richtung Brust. Die Dehnung ist bis in die tiefen Muskelschichten der Gesäßhälfte zu spüren. Halten Sie diese Dehnung kurz, um anschließend die Seite zu wechseln.
Variation: Sie verstärken die Dehnung, indem Sie mit Ihren Händen nicht nur den Oberschenkel des zuletzt angehobenen Beins umfassen, sondern auch versuchen, das Knie zu umgreifen.
Achtung: Halten Sie in der Dehnposition Ihren Rücken gerade und beide Schulterblätter auf dem Boden. Ihre Halswirbelsäule bleibt gerade und physiologisch ausgerichtet.

Das Kinn bei der Rückenlage

Gern wird in der Rückenlage das Kinn in Richtung Decke geschoben. Vermeiden Sie dies, indem Sie eher dazu neigen, ein Doppelkinn zu machen und ziehen Sie gleichzeitig den Hinterkopf von Ihren Schultern weg. Dann wird das Doppelkinn wieder kleiner.

(13)

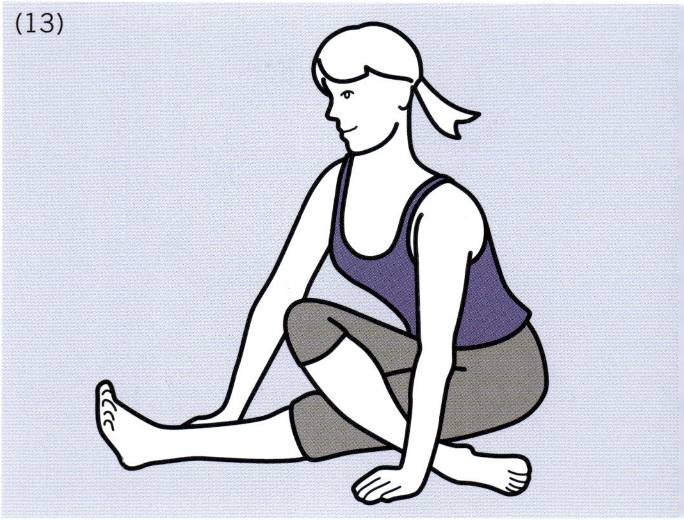

Oberschenkelrückseite stehend

Ausgangsposition: Stand mit geschlossenen Beinen.
Ablauf: Setzen Sie die Ferse weit vor sich auf, ohne das Kniegelenk zu überstrecken. Drücken Sie die Ferse in den Boden, und lassen Sie die Zehen locker diagonal nach oben zeigen. Der vordere Fuß bleibt entspannt. Neigen Sie Ihren Oberkörper

(14)

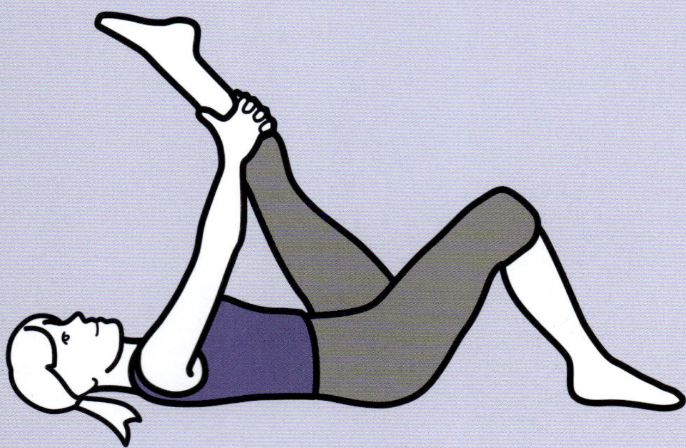

gerade nach vorn, und beugen Sie gleichzeitig das hintere Knie, bis Sie ein leichtes Ziehen an der Oberschenkelrückseite des vorderen Beins spüren. Beugen Sie das hintere Knie anschließend etwas mehr, und schieben Sie gleichzeitig Ihr Gesäß nach hinten unten, um die Dehnung Ihrer Oberschenkelrückseite im vorderen Bein weiter zu intensivieren. Lösen Sie diese Intensivierung, indem Sie Ihr Knie wieder etwas mehr strecken und das Gesäß anheben. Achten Sie darauf, dass sich beide Knie während der Dehnung nebeneinander befinden. Halten Sie die Dehnposition kurz, und wechseln Sie anschließend die Seite.

Tipp: Zur Erleichterung dieser Dehnübung können Sie auch die Ferse Ihres vorderen Fußes auf eine Erhöhung (z. B. Treppenstufe, kleiner Hocker) aufsetzen.
Achtung: Halten Sie Ihr Brustbein auch bei vorgeneigtem Oberkörper immer angehoben!

Oberschenkelrückseite liegend (14)

Ausgangsposition: Rückenlage mit aufgestellten Beinen.
Ablauf: Strecken Sie ein Bein nach oben, und greifen Sie mit Ihren Händen die Oberschenkelrückseite oberhalb Ihrer Kniekehle. Ziehen Sie das Bein zu sich heran, bis Sie die Dehnung an der Rückseite des Beins spüren. Versuchen Sie, in dieser Position die Kniekehle so weit wie möglich durchzustrecken, um auch diese ausreichend zu dehnen. Lassen Sie die Schultern während der ganzen Übung locker und die gesamte Wirbelsäule einschließlich der Schulterblätter auf dem Boden liegen.
Achtung: Überlasten Sie nicht Ihr Kniegelenk durch ein zu starkes Ziehen an Ihrem Unterschenkel. Dehnen Sie Ihre Kniekehle sanft!

Tipp: Falls Sie sich schwertun, mit beiden Händen das Bein zu greifen, behelfen Sie sich mit einem Handtuch als Verlängerung Ihrer Arme.

Oberschenkelvorderseite stehend

Ausgangsposition: Stand mit geschlossenen Beinen.
Ablauf: Verlagern Sie Ihr Gewicht auf ein Bein. Heben Sie das andere Bein gebeugt an, und umgreifen Sie mit der Hand das Fußgelenk. Ziehen Sie Ihren Fuß zum Gesäß, bis Sie die Dehnung in der Oberschenkelvorderseite wahrnehmen. Beide Knie befinden sich nebeneinander.
Achtung: Lassen Sie während des Dehnvorgangs Ihr Standbein leicht gebeugt und den Rücken aufrecht. Bei Gleichgewichtsproblemen stützen Sie sich mit Ihrer freien Hand z. B. an einer Wand ab, oder führen Sie eine der liegenden Variationen aus (siehe folgende Übungen).
Tipp: Um ein Ausweichen des gebeugten Knies zu vermeiden, greifen Sie mit der entgegengesetzten Hand das Fußgelenk und ziehen Sie es zum Gesäß.
Bei Problemen mit dem Kniegelenk legen Sie Ihren Fußrücken auf eine

(15)

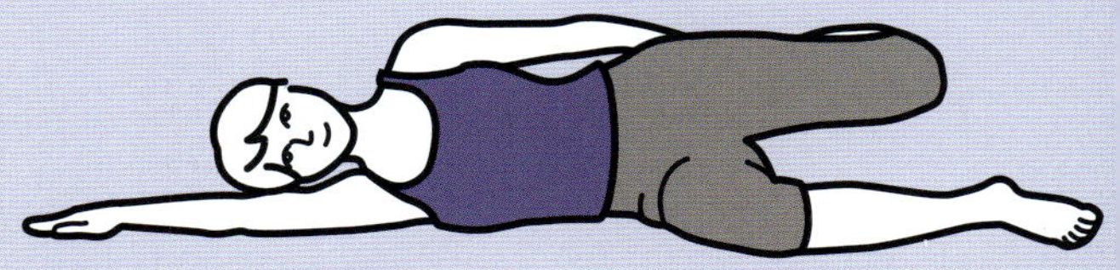

hinter Ihnen stabil stehende Stütze auf. Die Dehnung verstärken Sie durch das Aufrichten Ihres Beckens (spannen Sie die Gesäßmuskulatur an, und ziehen Sie die Beckenknochen nach hinten und das Steißbein gleichzeitig nach unten).

Oberschenkelvorderseite liegend (15)

Ausgangsposition: Seitlage.
Ablauf: Beugen Sie das obere Bein, und ziehen Sie mit der Hand Ihres oberen Arms die Ferse zum Gesäß. Das obere Bein bleibt während der Dehnung

parallel zum Boden und nah über dem unteren Bein. Lassen Sie Ihren Rücken dabei gerade. Halten Sie die Dehnposition wenige Atemzüge lang, und wechseln Sie anschließend die Seite.

Oberschenkelvorderseite entspannt

Ausgangsposition: Bauchlage.
Ablauf: Legen Sie Ihre Stirn auf einer Hand ab, und greifen Sie mit der anderen Hand den Fuß Ihres nach oben angewinkelten Beins. Ziehen Sie den Fuß in Richtung Gesäß, bis Sie die Dehnung in der Oberschenkelvorderseite wahrnehmen. Sie können diese Dehnung verstärken, indem Sie Ihre Gesäßmuskulatur anspannen.
Achtung: Ziehen Sie Ihre Ferse nicht ganz an den Po heran.

Oberschenkelstretch – so geht's leichter!

Zur Erleichterung können Sie sich in der Bauchlage auch ein flaches Kissen unter die Hüften legen.
Wenn Sie in keiner der vorgestellten Dehnpositionen mit Ihrer Hand den Fuß fassen können, benutzen Sie ein Handtuch als Armverlängerung.

Hüftbeuger am Boden (16)

Durch zu vieles und langes Sitzen neigt der Hüftbeugemuskel zu einer Einschränkung in seiner Dehnfähigkeit. Die Dehnung des Muskels erfolgt bereits während der Dehnung der Oberschenkelvorderseite. Eine intensivere Dehnung lässt sich durch folgende Übung ausführen.

Ausgangsposition: Vierfüßlerstand.
Ablauf: Setzen Sie einen Fuß möglichst weit nach vorn vor Ihrem Körper auf. Das Knie Ihres hinteren Beins ruht weiterhin unter Ihrem Hüftgelenk oder dahinter. Stützen Sie sich mit beiden Händen auf dem Boden rechts und links neben dem vorderen Bein ab. Schieben Sie nun Ihre Hüfte nach vorn und unten, dem Boden entgegen, bis Sie ein Ziehen in der Leistenregion wahrnehmen können. Halten Sie diese Dehnung kurz, um anschließend die Seite zu wechseln.
Achtung: Sobald nur noch ein Bein eine stützende Funktion hat, sollte der Kniewinkel 90 Grad oder mehr betragen: Das Knie des vorderen Beins darf nicht über die Fußzehen hinauszeigen. Legen Sie das hintere Bein nicht auf dem Kniegelenk ab, sondern auf der Oberschenkelmuskulatur vor dem

(16)

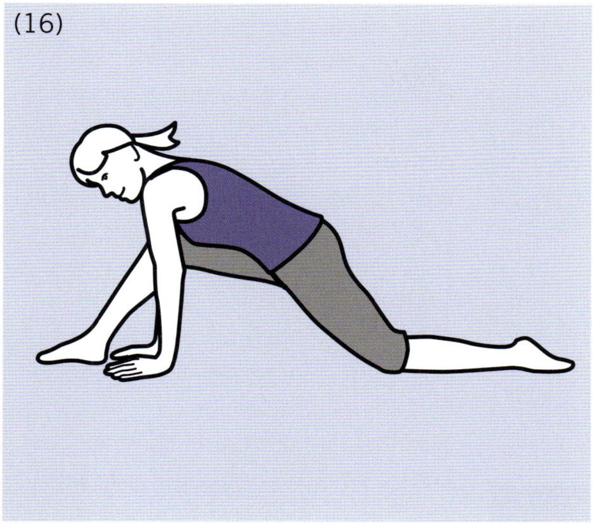

(17)

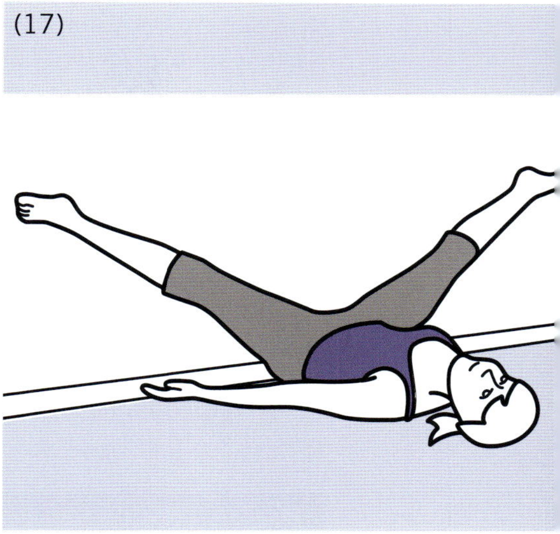

Knie! Vorsicht: Überlasten Sie nicht Ihre Hüftgelenkkapsel durch übermäßigen Ehrgeiz!

Hüftbeuger im Stand

Ausgangsposition: Stand mit geschlossenen Beinen.
Ablauf: Setzen Sie den rechten Fußballen nach hinten auf. Halten Sie in dieser Schrittstellung beide Beine leicht gebeugt. Beide Füße zeigen parallel nach vorn. Kippen Sie nun Ihr Becken nach hinten, indem Sie die Gesäßmuskulatur anspannen, und bringen Sie Ihr Becken wieder zurück zur Ausgangsposition. Die hintere Ferse bleibt währenddessen angehoben. Durch die aktive Beckenkippung nach hinten spüren Sie eine sanfte Dehnung in Ihrem rechten Hüftbeuger.
Achtung: Halten Sie Ihren Oberkörper aufrecht und stabil. Weichen Sie nicht zur Seite aus.

Oberschenkelinnenseite liegend (17)

Ausgangsposition: Rückenlage mit aufgestellten Beinen.
Ablauf: Rutschen Sie mit dem Gesäß möglichst nah an eine Wand, um bei-

de Beine gestreckt nach oben an die Wand lehnen zu können. Lassen Sie die Beine nach außen in die Grätschhaltung absinken, bis Sie ein leichtes Ziehen in den Beininnenseiten der Oberschenkel spüren. Der Oberkörper bleibt gerade, Nacken und Schultern entspannt.

Achtung: Achten Sie darauf, dass Ihre Hüfte im rechten oder spitzen Winkel zu Ihren Oberschenkeln ausgerichtet ist. Wird die Dehnung zu stark, unterstützen Sie Ihre Beine von außen.

Keine Wand zur Hand?

Die Wand dient hier zur Unterstützung, um die Hüfte während der Dehnung im korrekten Winkel halten zu können. Wenn Ihre Bauchmuskulatur stark genug ist, können Sie diese Übung auch ohne Wand ausführen – vorausgesetzt, Sie können den rechten oder spitzen Hüftwinkel ohne Unterstützung halten.

Oberschenkelinnenseite sitzend (18)

Ausgangsposition: Sitz auf dem Boden.

Ablauf: Grätschen Sie Ihre lang gestreckten Beine. Die Fußspitzen beider Füße zeigen nach oben. Beugen Sie sich mit geradem Rücken aus der Hüfte heraus nach vorn, und stützen Sie Ihre Hände vor sich zwischen den Beinen ab.

Tipp: Haben Sie Probleme, diese Position einzunehmen, können Sie sich die Übung durch das Unterlegen eines flachen Kissens unter Ihrem Gesäß erleichtern. Können Sie Ihre Beine nicht durchstrecken, lassen Sie Ihre Knie einfach leicht gebeugt

Variation: Schaffen Sie es nicht, Ihre Hände nach vorn abzustützen, dann beginnen Sie diese Übung, indem Sie Ihre Hände nach hinten abstützen. Dies unterstützt auch gleichzeitig die aufrechte Haltung Ihrer Wirbelsäule. Mit regelmäßigem Üben wird es Ihnen gelingen, die Dehnübung wie zuvor beschrieben auszuführen.

Oberschenkelinnenseite stehend

Ausgangsposition: Stand mit geöffneten Beinen.

Ablauf: Verlagern Sie Ihr Körpergewicht zur rechten Seite, indem Sie Ihr rechtes Bein etwas mehr beugen und das linke Bein durchstrecken. Kippen Sie nun Ihre linke Beckenseite nach unten,

Profitipp

Geübte können die Dehnung der Beininnenseiten fließend wechseln, indem sie ihr Körpergewicht nicht wieder zur gleichen Seite verlagern, sondern direkt zur anderen Seite.

bis Sie eine intensive Dehnung an der linken Oberschenkelinnenseite spüren können. Lösen Sie die Dehnung kurz, indem Sie Ihr Körpergewicht zur Mitte bringen, und verlagern Sie es gleich wieder zur rechten Seite.

Achtung: Halten Sie Ihr Brustbein auch bei vorgeneigtem Oberkörper angehoben!

Schienbein-Double

Ausgangsposition: Vierfüßlerstand.

Ablauf: Setzen Sie sich mit Ihrem Gesäß auf die Rückseite Ihrer Unterschenkel ab, und richten Sie Ihren Oberkörper auf. Lassen Sie dabei die Füße und Zehen lang ausgestreckt. Üben Sie verstärkt durch Ihr Körpergewicht Druck auf die Unterschenkel und die Füße aus, bis Sie eine leichte Dehnung im Schienbeinbereich und in der Fußoberseite spüren.

(18)

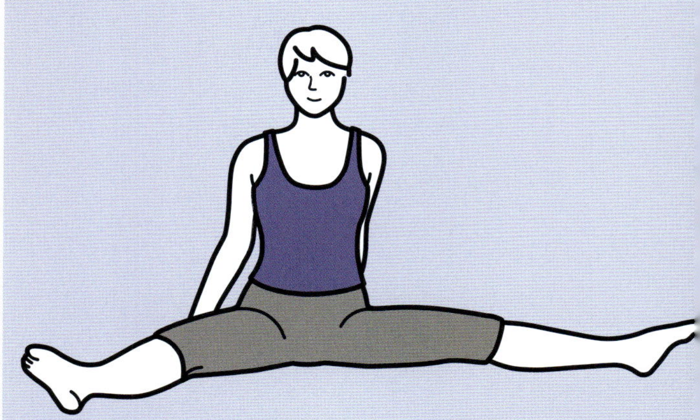

Tipp: Sie können die Dehnung verstärken, indem Sie sich leicht mit geradem Oberkörper zurücklehnen.

Achtung: Falls Ihnen der Fersensitz Beschwerden bereitet, versuchen Sie, die folgende Variante im Stehen.

Schienbein-Single

Ausgangsposition: Stand mit geschlossenen Beinen.

Ablauf: Setzen Sie die Zehen eines Fußes neben Ihrem Standbein auf und strecken Sie den Fußspann, indem Sie die Ferse nach vorn ziehen, bis Sie die Dehnung in Ihrem Schienbein wahr-

nehmen können. Halten Sie die Dehnung wenige Atemzüge, und wechseln Sie anschließend die Seite.
Achtung: Führen Sie die Dehnung mit festem Schuhwerk aus!

Wadenstrecker (19)

Ausgangsposition: Stand mit geschlossenen Beinen.
Ablauf: Setzen Sie einen Fuß weit nach hinten auf. Drücken Sie die Ferse in den Boden. Beugen Sie das vordere Knie leicht, und beugen Sie Ihren Oberkörper gerade mit angehobenem Brustbein nach vorn, bis Sie ein leichtes Ziehen in Ihrer hinteren Wade spüren können. Beide Beine stehen parallel zueinander und beide Füße zeigen nach vorn. Halten Sie die Dehnung wenige Atemzüge, und verlagern Sie sie innerhalb Ihrer Wadenmuskulatur, indem Sie nun auch das hintere Knie beugen, ohne die Fußposition zu verändern. Wechseln Sie anschließend die Seiten.

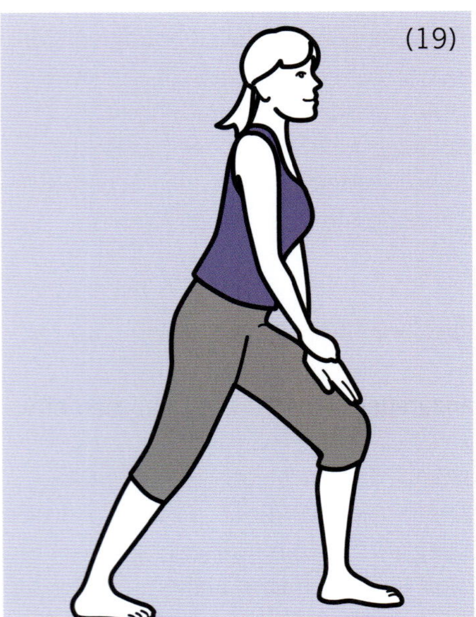
(19)

Variation: Intensiver spüren Sie die Dehnung in Ihrer Wadenmuskulatur mit Zuhilfenahme einer Stufe oder eines Podests. Aus derselben Ausgangsposition (aufrechter Stand mit geschlossenen Beinen) setzen Sie einen Fuß mit dem Fußballen nach hinten auf die Kante einer Stufe oder eines Podests. Ziehen Sie die Ferse sanft nach unten. Beugen Sie Ihren Oberkörper in dieser Position nur leicht nach vorn. Halten Sie diese Dehnung kurz, und verlagern Sie sie innerhalb Ihrer Wadenmuskulatur, indem Sie das hintere Knie beugen, ohne die Fußposition zu verändern.
Achtung: Ziehen Sie Ihre Ferse nur so weit nach unten, bis Sie die Dehnung wahrnehmen. Sobald sie schmerzhaft wird, sollten Sie die Ferse langsam wieder anheben.

Stretching vor und nach dem Sport

Mehr Leistung durch Vordehnen?

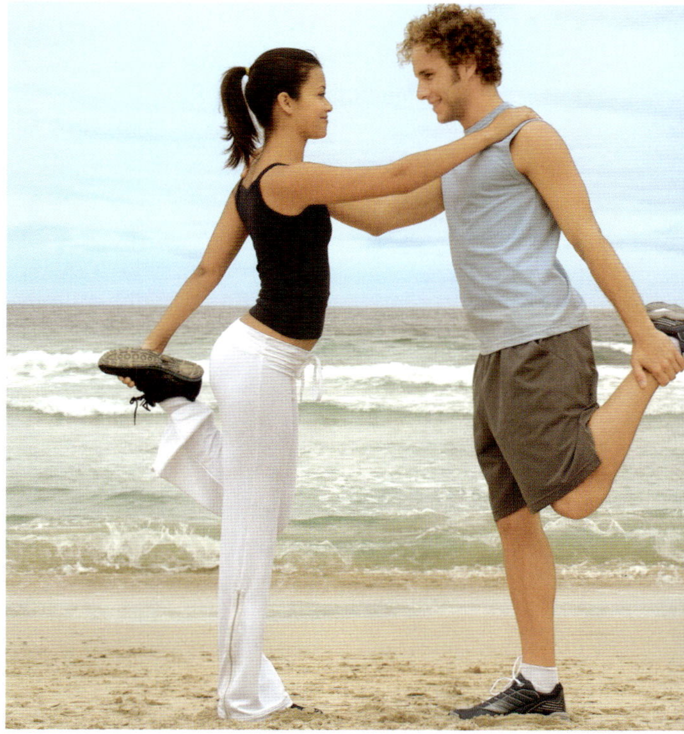

Stretching wird meist als Bestandteil des Aufwärmens vor dem Sport verwendet. Während mit einer allgemeinen Aufwärmung die Muskulatur aktiviert und erwärmt wird, werden die Muskeln und Gelenke durch das Vordehnen auf die folgenden Bewegungsradien während des Sports vorbereitet. Hierbei muss also unterschieden werden auf welche Art von Sport man sich vorbereiten möchte. Ein Fußballer beansprucht während des Trainings andere Muskelgruppen als beispielsweise eine Balletttänzerin.
Die umstrittene Frage, ob die sportliche Leistung durch das Vordehnen verbessert werden kann, lässt sich bejahen, allerdings nur, wenn die Bewegungen des Vordehnens denen des Haupttrainings ähneln. Denn wenn eine Sportart besondere Ansprüche an die Beweglichkeit stellt, sollte diese Beweglichkeit auch besonders trainiert und gefördert werden.
Die Dehnmethode für das Vorbereiten zum Sport sollte dynamisch und intensiv sein. Einsteiger sollten anfangs weniger intensiv dehnen, bis die Dehnübungen vertraut sind. Um die Durchblutung während des Dehnvorgangs anzuregen, können zwischen den einzelnen Dehnübungen Lockerungen z. B. in Form von leichtem Joggen auf der Stelle stattfinden.
Jede Muskelgruppe sollte nur einmal und jeweils nur maximal zehn Sekunden gedehnt werden. Bei Tanzsportar-

ten, bei denen sehr große Beweglichkeit erforderlich ist, können die Dehnpositionen auch länger als zehn Sekunden gehalten werden.

Bei manchen Sportarten (z. B. Radfahren, Joggen, Walken, Krafttraining) kann laut neuesten Erkenntnissen ganz auf das Vordehnen verzichtet werden, da durch das Vordehnen keine unmittelbare Leistungssteigerung zu erwarten wäre und sich statisches Vordehnen sogar leistungsmindernd auswirken könnte.

Bei Sportarten, bei denen das Vordehnen als „nicht notwendig" erachtet wird, muss aber nicht unbedingt darauf verzichtet werden. Sehen Sie es eher als eine Ihnen überlassene Entscheidung an, ob Sie es tun oder nicht. Wenn Sie bisher vorgedehnt haben und sich damit wohl fühlten, tun Sie es weiterhin. Mit dem Vordehnen signalisieren Sie der Muskulatur, dass es gleich „losgeht".

Geeignete Dehnübungen für die nachfolgend beschriebenen Sportarten finden Sie auch ab Seite 31.

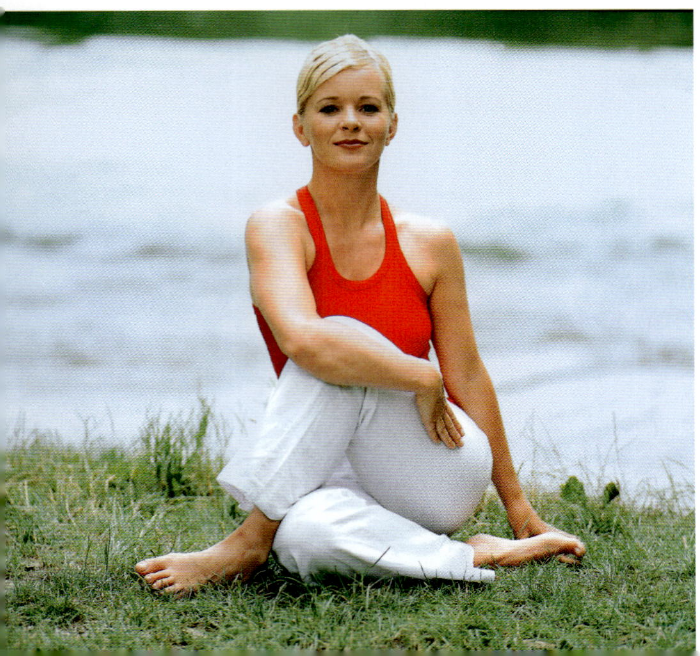

Regeln für das Vordehnen

- Wärmen Sie sich erst auf, bevor Sie dehnen!
- Dehnen Sie dynamisch.
- Dehnen Sie intensiv.
- Dehnen Sie jeden Muskel nur einmal.
- Dehnen Sie nur maximal zehn Sekunden.

Nachdehnen – Erhaltung der Beweglichkeit

Stretching als Nachbereitung zum Sport hat vor allem das Ziel, die Beweglichkeit zu erhalten. Zum einen werden die hauptsächlich beanspruchten Muskeln nach der Arbeitsphase, in der sie sich zusammenziehen, wieder in die Länge gedehnt. Zum anderen werden durch das Dehnen möglicherweise aufgetretene einseitige Bewegungsmuster während des Sports ausgeglichen. Somit hat das Nachdehnen einen positiven Einfluss auf die Leistungsfähigkeit. Zudem unterstützt es auch den mentalen Wechsel von der Leistungsbereitschaft hin zur Entspannung.

Grundsätzlich gilt: Die Muskulatur, die zuvor gekräftigt wurde, muss auch gedehnt werden. Passen Sie die Intensität der Dehnung der vorausgehenden sportlichen Belastung an. Je anstrengender das Training war, desto sanfter sollte das Dehnprogramm sein.

Regeln für das Nachdehnen

- Dehnen Sie direkt im Anschluss an Ihr Training maximal zehn Sekunden in einer Position bzw. dehnen Sie bewegt-statisch.
- Je anstrengender das Training, desto sanfter die Dehnung.
- Dehnen Sie jeden Muskel nur einmal.
- Nutzen Sie die Zeit des Nachdehnens auch, um sich auf eine tiefere Atmung zu konzentrieren und dadurch die mentale und körperliche Entspannung nach dem Training zu unterstützen.

Die Dehnübungen sollten direkt im Anschluss an Ihr Training, aber auf jeden Fall bei der nächsten Stretchingeinheit, ausgeführt werden.
Die Dehnmethode für das Nachbereiten zum Sport sollte immer bewegt-statisch sein bzw. nicht länger als zehn Sekunden gehalten werden, um die Durchblutung der Muskulatur nicht zu unterbrechen. Denn gerade nach dem Sport benötigt diese Erholung, um entstandene Stoffwechselendprodukte abtransportieren zu können und wieder mit neuen Nährstoffen versorgt zu werden.
Es genügt völlig, jeden Muskel nur einmal zu dehnen. Dehnen Sie sanft, d. h. so lange, bis Sie in der Dehnposition die erste Wahrnehmung einer Dehnung haben.
Geeignete Dehnübungen für die nachfolgend beschriebenen Sportarten finden Sie ab Seite 31.

Stretching und Outdoortraining

Das Dehnen vor bzw. nach dem Joggen, Radfahren oder Tennisspielen ist nicht nur den „Profisportlern“ vorbehalten. Allerdings sind so

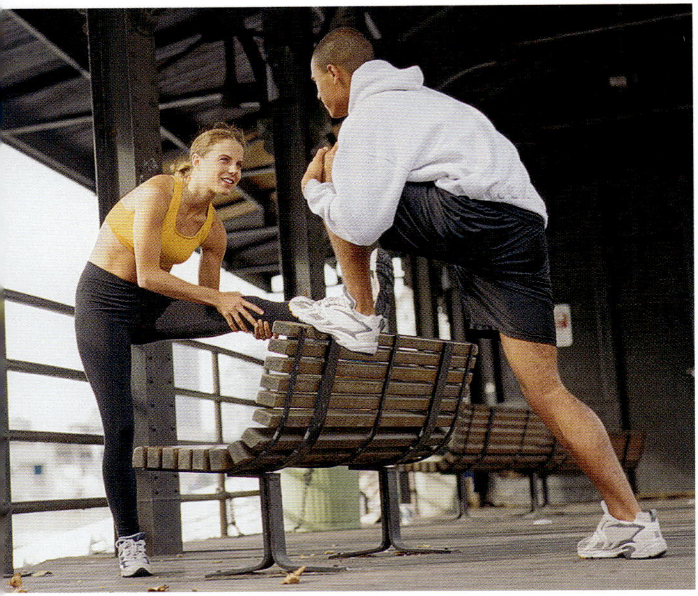

manche „Dehnmythen“ mittlerweile sportwissenschaftlich überholt.
Wie Sie sich profihaft auf Ihr Outdoortraining vorbereiten und dieses beschließen können, erfahren Sie in den folgenden Kapiteln.

Jogging und Walking

Vordehnen

Wichtiger als das Vordehnen beim Jogging und Walking sind das langsame Erwärmen der Muskeln und die Mobilisierung der Gelenke. Ein Vordehnen ist nicht notwendig, da die Muskeln und Gelenke bei dieser Sportart nicht besonders in ihrer Beweglichkeit gefordert werden.
Falls Sie sich dennoch mit einem Vordehnen wohler fühlen, führen Sie nach dem Aufwärmen die im Übungsteil vorgestellten Dehnübungen für „Schultervorderseiten“, „Wadenstrecker“ und „Oberschenkelvorderseite“ durch. Halten Sie die Dehnungen jeweils zehn Sekunden oder dehnen Sie dynamisch.

Nachdehnen

Erst nach einer Abkühlphase (durch langsames Auslaufen) und einer leichten Lockerung der Muskulatur, um Stoffwechselendprodukte aus den Muskeln abtransportieren zu können, sollte sanft und bewegt-statisch gedehnt werden. Halten Sie die Dehnung jeweils maximal zehn Sekunden.

Sofern Sie das Stretching anschließend nicht vergessen, können Sie auch erst eine erfrischende Dusche nehmen. Danach ist Ihre Muskulatur regenerierter und Sie können jeden im Training beanspruchten Muskel auch länger als zehn Sekunden dehnen.

Dehnbereiche: Die gesamte Oberschenkelmuskulatur (Oberschenkelvorder-, -innen- und -rückseite), Brustmuskulatur, Schultervorderseiten, der seitliche Hals und der Nacken sollten gedehnt werden. Zusätzlich können Sie auch Hüftbeuger, Schienbein und Waden dehnen.
Separates Dehntraining: Ein separates Dehntraining für Ihr Jogging- oder Walkingprogramm ist nicht erforderlich. Haben Sie für Ihr Nachdehnen wenig Zeit zur Verfügung, können Sie die Dehnung Ihrer Hüftbeuger und Schultervorderseiten in einem separaten Dehntraining nachholen.

Verhindert Nachdehnen einen Muskelkater?

Muskelkater lässt sich leider nicht gänzlich und nicht immer durch das Dehnen vermeiden. Meist hat das Ausbleiben des Muskelkaters aber mit der verlängerten Abwärmphase durch sanftes Dehnen nach dem Training zu tun.
Folgende Tipps helfen außerdem bei der Vermeidung von Muskelkater:

- Achten Sie auf eine mineralstoffhaltige Ernährung (Milchprodukte, mineralstoffhaltige Sportgetränke).
- Treiben Sie regelmäßig Sport (mehrmals in der Woche).
- Überfordern Sie sich nicht im untrainierten Zustand durch ein zu langes oder intensives Training.
- Achten Sie auf eine gute Aufwärmphase vor dem Sport und dehnen Sie nach dem Sport nur sanft.

Nackenverspannungen?

Durch das Mitschwingen der Arme beim Joggen oder Walken können Verspannungen im Nacken und in den Schultern entstehen. Dehnen Sie daher immer auch diesen Bereich.

Radfahren und Mountainbiking

Vordehnen

Wie beim Joggen oder Walken haben auch beim Radfahren das Erwärmen der Muskulatur durch langsames Einradeln und die Mobilisation der Gelenke Vorrang. Ein Vordehnen ist für das Radfahren nicht erforderlich.
Steht allerdings eine Berg- oder Querfeldeintour mit dem Mountainbike an, empfiehlt es sich, die Handgelenke auf die Belastung vorzubereiten. Führen Sie hierzu die im Übungsteil vorgestellten Übungen „Unterarm-

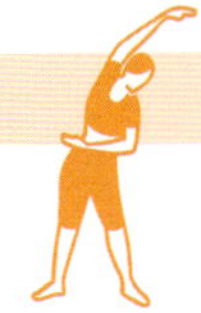

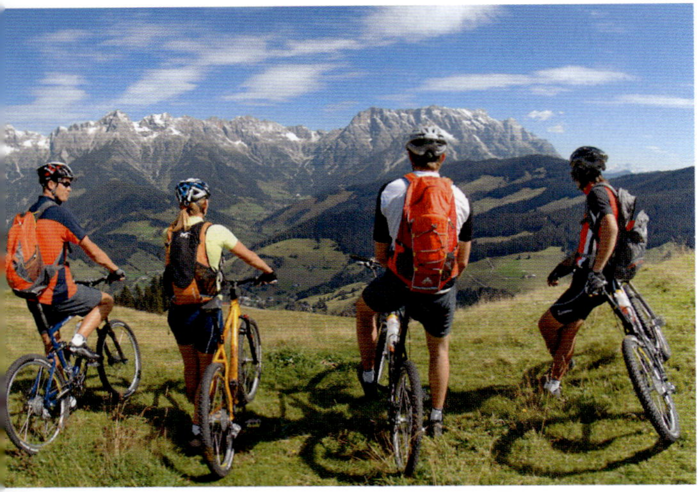

innenseiten“ und „Unterarmaußenseiten“ aus, um durch die gleichzeitige Dehnung der Handgelenke die Bildung der Gelenkschmiere anzuregen. So können Sie gut vorbereitet über Stock und Stein radeln und Ihre Handgelenke werden Ihnen für die gute Vorbereitung dankbar sein.
Zudem werden auch die seitlichen Halsmuskeln durch ständiges bergab und querfeldein Fahren stark beansprucht. Nehmen Sie von vornherein Spannung aus diesen Bereichen, indem Sie die Halsseiten und den Nacken vordehnen.
Führen Sie die Dehnübungen vor einer Radtour nach der bewegt-statischen Dehnmethode aus.

Nachdehnen

Nachdem Sie langsam ausgeradelt haben und sich Ihr Organismus wieder etwas beruhigt hat, freuen sich einige der beanspruchten Muskelpartien darauf, dass sie sanft gedehnt werden. Gerade wegen der während des Fahrens nach vorn gebeugten Haltung sollten Sie Ihre Brustmuskulatur dehnen, um so der gebeugten Haltung entgegenzuwirken. Ein wieder aufgerichteter Gang ist der Dank für Ihre Disziplin.

Dehnbereiche: Dehnen Sie Ihre seitliche Halsmuskulatur und den Nacken, um diese Muskeln wieder zu entspannen. Führen Sie außerdem die Dehnübungen zu Oberschenkelvorder- und -rückseiten sowie Waden und Gesäß aus.

Dehnen von Fingern und Handgelenk

Fühlen sich Ihre Finger- und Handmuskeln nach der Radtour angespannt an, dann dehnen Sie Ihre Fingerbeugemuskeln und die Handgelenke.
Führen Sie außerdem die Übung „Unterarminnenseite“ durch. Diese Dehnübung wirkt auch auf Handgelenk und Fingerbeugemuskeln.

Separates Dehntraining: Ein separates Dehntraining nach dem Radfahren oder Mountainbiken ist nicht erforderlich. Haben Sie für Ihr Nachdehnen wenig Zeit zur Verfügung, können Sie die Dehnung von Nacken, seitlichem Hals und Hüftbeuger auch in einem separaten Dehntraining nachholen.

Fußball

Vordehnen

Manche typischen Bewegungen während eines Fußballspiels verlangen vor allem in den Beinen eine hohe Beweglichkeit.
Dehnen Sie nach einer entsprechenden Aufwärmphase die Oberschenkelrück- und -innenseiten dynamisch. Maximal zehn Sekunden reichen aus. Denn ein zu langes Dehnen könnte Schnelligkeit und Sprungkraft negativ beeinflussen.

Nachdehnen

Die hohe und vielfältige Beanspruchung der Beinmuskulatur beim Fußballspiel erfordert auf jeden Fall ein Nachdehnen, um Verkürzungen an Muskeln und Sehnen zu vermeiden. Verkürzt die Beinmuskulatur, wirkt sich dies negativ auf deren Leistungsfähigkeit aus und die Kniegelenke werden überlastet. Deshalb ist ein Nachdehnen unerlässlich!

Dehnbereiche: Dehnen Sie, nachdem sich Ihr Organismus in der Cool-down-Phase (z. B. Auslaufen) vom Spiel wieder einigermaßen erholt hat, sanft die Oberschenkelvorder- und -rückseiten, den Hüftbeuger und die Oberschenkelinnenseiten. Ebenso sollten die Brust-

Der Körper eines Fußballers

Der Körper eines Fußballers leidet nicht selten an verkürzten Kniesehnen, sehr starken Oberschenkelvorderseiten und Waden, einem schwachen Oberkörper und einer schwachen Gesäßmuskulatur. Die teilweise einseitige Belastung in den Beinen führt dabei häufig zu einem Ungleichgewicht in den Bewegungsabläufen.

Dehnen nach dem Sport kann dem entgegenwirken. Ein Muskeltraining sowohl für den Bauch als auch für das Gesäß wäre deshalb die vollendete Abrundung eines qualitativ hochwertigen Fußballtrainings.

muskulatur, seitliche Halsmuskulatur, Nackenmuskulatur und Waden gedehnt werden.

Separates Dehntraining: Ein separates Dehntraining ist unbedingt erforderlich, wenn Sie Fußball regelmäßig oder gar als Leistungssport betreiben. Aber auch für Hobbyfußballer ist ein eigenes Stretchingprogramm vorteilhaft für das eigene Wohlbefinden.

Tennis und Squash

Vordehnen

Ein Vordehnen ist nicht notwendig, ein Aufwärmen, um die Gelenke auf die extremen Belastungen durch die schnellen Stopp- und Antrittsbewegungen vorzubereiten, dafür umso wichtiger.

Führen Sie mit Ihren Armen genauso ausholende Bewegungen aus, wie es Ihr Spiel erfordert, aber langsamer und ohne Widerstand, um die Produktion der Gelenkschmiere in Ihren Schultergelenken anzuregen.

Bereiten Sie Ihr Handgelenk durch die Dehnung der Unterarminnen- und -außenseite auf die zusätzliche Belastung durch das Führen des Schlägers vor. Aufgrund der gleichzeitigen Dehnung des Handgelenks wird dann auch die Bildung der Gelenkschmiere in diesem Körperteil angeregt.

Nachdehnen

Durch die schnellen Stopp- und Antrittsbewegungen verkürzen vor allem die Oberschenkel- und Wadenmuskeln. Die Schlagbewegungen beanspruchen die Arm-, Schulter- und Brustmuskulatur des Schlagarms.

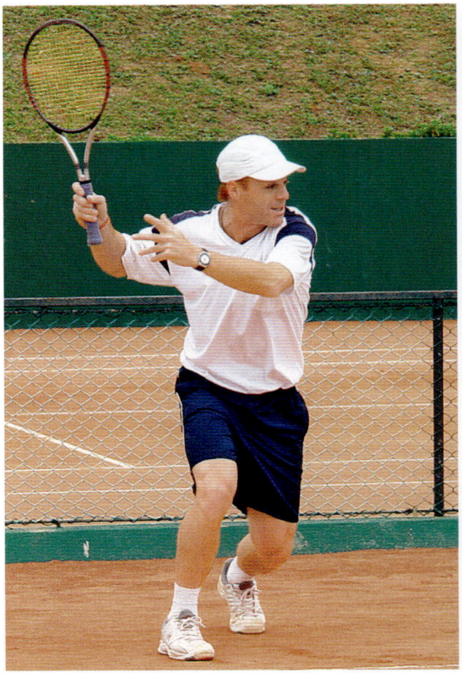

Dehnbereiche: Dehnen Sie nach einer entsprechenden Cool-down-Phase Oberschenkelvorder-, -innen- und -rückseiten sowie Waden-, Brust- und Nackenmuskulatur.
Zusätzlich sollten Sie die Finger- und Armmuskeln dehnen.
Separates Dehntraining: Ein separates Dehntraining macht hier ebenfalls Sinn, da durch die einseitigen Belastungen während des Spiels beide Körperseiten auf Dauer nicht mehr gleich gut beweglich bleiben. Dadurch kann es zu Verschiebungen in der Wirbelsäule und möglicherweise zu Haltungsfehlern kommen.

Stretching und Indoortraining

Der Vorteil von Indoortraining ist, dass man nicht vom Wetter abhängig ist. Ausreden wie „Ich konnte nicht dehnen, weil es zu regnen begann“ funktionieren hier nicht. Warum sollte man außerdem freiwillig auf wohltuendes Stretching verzichten?
Welches Training Sie sinnvoll mit Dehnübungen ergänzen und attraktiver machen können, lesen Sie auf den folgenden Seiten.

Gleichmäßiges Dehnen!

Bei Sportarten mit einseitigen Belastungen sollten Sie immer beide Seiten in gleichem Maße dehnen, um gleich gut beweglich zu bleiben!

Schwimmen

Vordehnen

Eine verspannte Nackenmuskulatur kann die Beweglichkeit in den Schultern negativ beeinflussen. Beim Brustkraulen oder Delfinschwimmen werden aber vor allem die Schultern beansprucht. Zur Lockerung der Verspannung lohnt es sich deswegen, vor dem Schwimmen den seitlichen Hals und den Nacken kurz zu dehnen.
Ansonsten ist ein Vordehnen für das Schwimmen nicht erforderlich. Ein Mobilisieren der Gelenke, vor allem auch der Schultergelenke, ist völlig ausreichend.

Weil die Dehnung der seitlichen Halsmuskulatur und der Nackenmuskulatur lediglich die Spannung des Alltags lösen soll, um im Wasser nicht noch mehr durch das Kraulen oder Delfin-

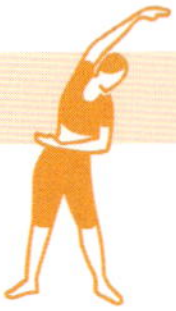

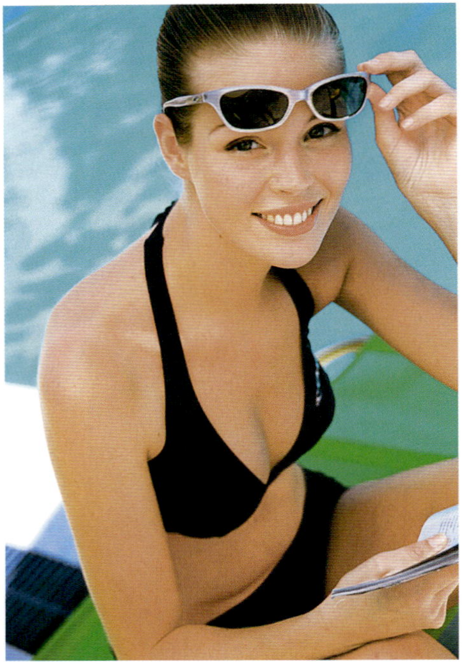

schwimmen zu verspannen, können Sie hier die bewegt-statische Dehnmethode anwenden.

Nachdehnen

Jeder Schwimmstil beinhaltet verschiedene Bewegungsanforderungen. Deshalb muss beim Nachdehnen zwischen Rückenschwimmen sowie Brust-, Kraul- und Delfinschwimmen unterschieden werden.

Rückenschwimmen: Ein Nachdehnen ist hier nicht notwendig, da das Rückenschwimmen sich bereits positiv auf die aufrechte und gesunde Körperhaltung auswirkt und eine sehr gute Ausgleichsbewegung zur alltäglichen Beugehaltung darstellt. Verspannungen in der Muskulatur bleiben deshalb aus. Gönnen Sie sich stattdessen nach dem Training Erholung für Ihren Körper.

Brustschwimmen, Kraulen und Delfinschwimmen: Hier ist ein Nachdehnen unerlässlich. Denn gerade das Kraulen und das Delfinschwimmen setzen eine zusätzlich gute Beweglichkeit in den Schultergelenken voraus. Für das Delfinschwimmen ist außerdem eine gute Dehnfähigkeit der Hüftmuskulatur von Vorteil.

Dehnbereiche: Dehnen Sie sanft die Schultervorder- und -rückseiten, seitliche Schulter, Oberarmvorderseite

Im Schwimmbad

Wenn Sie stehend am Beckenrand dehnen, können Sie Ihren Blick in den unterschiedlichen Dehnpositionen auf den Beckenrand konzentrieren. So können Sie Ihre Kopfdrehung visuell kontrollieren, indem Sie sich an der geraden Linie des Beckenrands orientieren.

Freizeitschwimmer?

Sie gehen nur ab und zu einmal ins Schwimmbad, um ein paar Bahnen zu schwimmen und anschließend den Tag ausklingen zu lassen? Dann haben Sie sich sicherlich noch nie Gedanken über ein Dehnen nach dem Schwimmen gemacht! Probieren Sie es doch einfach einmal bei Ihren nächsten Schwimmbadbesuchen aus. Sie werden überrascht sein, wie angenehm entspannt sich danach Ihr Körper anfühlt!

(Armbeuger), Oberschenkelvorder-, -rück- und -innenseiten sowie Brust, den seitlichen Hals und die Nackenmuskulatur. Zusätzlich können Sie die Hüftbeuger dehnen. Dehnen Sie immer bewegt-statisch bzw. halten Sie jede Dehnposition nur maximal zehn Sekunden.

Separates Dehntraining: Ein separates Dehntraining für eine gute Leistungsfähigkeit in den beiden Stilen Kraulen und Delfinschwimmen ist erforderlich und durchaus empfehlenswert.

Stretching vor dem Krafttraining

Hierbei sollte zwischen Krafttraining und Bodybuilding differenziert werden. Krafttraining bezeichnet eher das Training mit Gewichten, um fit zu bleiben (Fitnesstraining), während Bodybuilding durch seine maximalen Kraftleistungen in Richtung Leistungssport geht.

Vordehnen

Krafttraining: Ein Vordehnen macht für das Krafttraining nur wenig Sinn. Aufwärmen der Muskulatur z. B. auf einem Cross-Trainer oder Fahrradergometer und Mobilisieren der Gelenke durch lockere Bewegungen wie z. B. Armekreisen oder Knieheben sind wichtiger.

Splittraining

Haben Sie einen gesplitteten Trainingsplan? Trainieren Sie also an unterschiedlichen Tagen unterschiedliche Muskelgruppen?

Dann sollten Sie auch das Nachdehnen splitten:

Dehnen Sie jeweils die Muskulatur, die Sie an diesem Tag nicht trainiert haben. So kann sich Ihre trainierte Muskulatur in Ruhe erholen und durch das systematische Splitdehnen erhalten Sie dennoch Ihre Beweglichkeit, ohne ein separates Dehntraining einlegen zu müssen.

Zusätzlich können Sie sich auf Ihr Krafttraining optimal vorbereiten, indem Sie Ihren jeweils ersten Satz mit weniger Gewicht ausführen.

Bodybuilding: Wie beim Krafttraining ist auch für das Bodybuilding-Training kein Vordehnen der Muskulatur notwendig. Vordehnungen könnten sich hier sogar negativ auf die Maximalkraft während des Trainings auswirken. Ein sehr gutes Aufwärmen der Muskulatur und Gelenke ist dafür unerlässlich!

Nachdehnen

Krafttraining: Nachdehnen macht Sinn, aber erst im Anschluss an eine Cool-down-Phase (z. B. auf einem Fahrradergometer zehn Minuten ausradeln). Auch können Sie erst nach einem Saunagang oder dem Duschen dehnen – vorausgesetzt, Sie vergessen es danach nicht!

Das Nachdehnen im Anschluss an das Krafttraining darf nicht mit einem

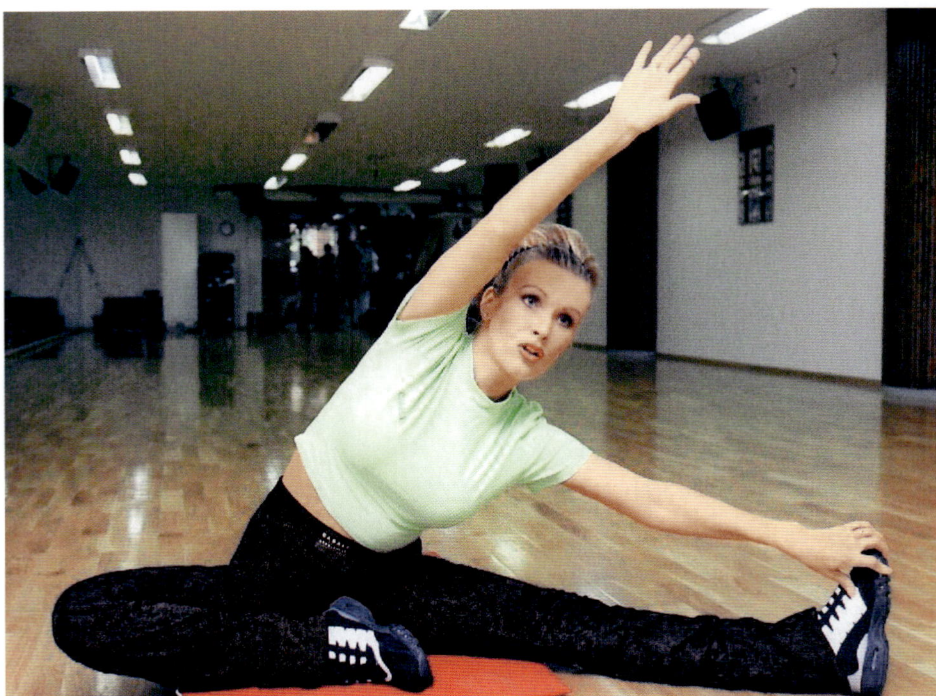

Bauch-Beine-Po, Fatburner & Co.

Bei Gymnastik ohne Geräte und Gewichte ist das Vordehnen kein vorgeschriebenes Muss mehr. Wichtiger ist eine gründliche Aufwärmphase durch z. B. kleine Aerobic- oder Ausdauereinheiten. Dafür sollten aber die zuvor bearbeiteten Muskelgruppen nachgedehnt werden.

„Zwischendehnen" verwechselt werden. Häufig findet man heute noch die Variante, dass sofort anschließend an eine Kraftübung die gerade eben trainierte Muskulatur gedehnt wird. Sinnvoller ist es aber, den Muskel in den Pausen, während andere Bereiche trainiert werden, sich erholen zu lassen und erst im Anschluss an das komplette Training nach der Abkühlphase zu dehnen.

Dehnbereiche: Jeder Muskel, der gekräftigt wurde, sollte auch gedehnt werden. Natürlich dürfen auch nicht trainierte Muskeln in das Nachdehnen mit einbezogen werden. Dehnen Sie nur bis zur Schwelle, an der Sie die erste Dehnung wahrnehmen können!

Separates Dehntraining: Bei extremer Beweglichkeitseinschränkung sollte evtl. ein separates Dehntraining in Betracht gezogen werden.

Bodybuilding: Im Gegensatz zum Krafttraining ist das Nachdehnen im Anschluss an ein Bodybuilding-Training nicht notwendig, sofern das Sportprogramm ausgewogen ist und das Training über den gesamten Bewegungsweg eines Gelenks ausgeübt wird.

Dehnbereiche: Wird das Bodybuilding-Training nicht qualitativ hoch und ausgewogen gestaltet, weil z. B. eine fachmännische Betreuung fehlt, gilt: Das Dehnen der zuvor gekräftigten Muskulatur erfolgt im Anschluss an eine angemessene Abwärmphase.

Separates Dehntraining: Ein separates Dehntraining ist bei einem ausgewogenen Bodybuilding nicht notwendig. Bei „mehr Masse als Klasse" sollte jedoch ein spezielles Dehntraining in Betracht gezogen werden.

Aerobic und Steppaerobic

Vordehnen

Wenn die Hauptphase des Aerobic- oder Steppaerobic-Trainings große Bewegungsausführungen beinhaltet, sollte auch die betroffene Muskulatur in Form von dynamischem Dehnen auf diese Bewegungen vorbereitet werden.

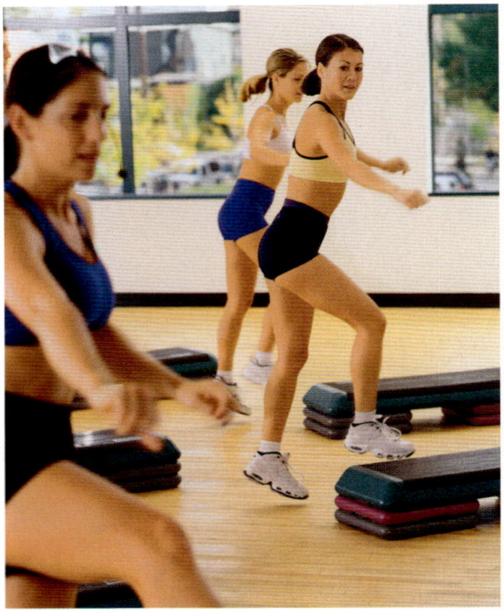

Nach den neuesten Erkenntnissen ist das Vordehnen, auch Pre-Stretch genannt, kein Muss mehr für Aerobic und Steppaerobic. Es ist aber auch nicht schädlich, wenn vorgedehnt wird.
Da diese Groupfitness-Sportarten meistens unter Anleitung eines Trainers oder auch durch Instruktoren auf Video bzw. DVD ausgeführt werden, sollten Sie deren Ansagen vertrauen.

Als Pflichtdehnbereiche galten bisher Oberschenkelrückseite, Hüftbeuger, Brust und Wade. Wichtiger ist aber die Mobilisierung der Gelenke in der Aufwärmphase.

Nachdehnen

Dehnbereiche: Im Anschluss an die Cool-down-Phase sollten alle Muskeln, die auch in der Hauptphase beansprucht wurden, gedehnt werden. In der Regel sind das Oberschenkelvorder-, -rück-, und -innenseiten, Brust, seitlicher Hals, Nacken und Waden. Eine Erweiterung des Nachdehnens auf andere Muskelbereiche ist aber auf keinen Fall schädlich.
Separates Dehntraining: Ein separates Dehntraining ist speziell für Aerobic oder Steppaerobic nicht notwendig, es sei denn, Sie haben aufgrund starker Muskelverkürzungen Schwierigkeiten, bestimmte Bewegungen im Training korrekt auszuführen.

Turnen, rhythmische Sportgymnastik, Ballett

Diese Sportarten erfordern ein hohes Maß an Beweglichkeit. Integrieren Sie in das Vordehnen deshalb möglichst viele Bewegungen, die auch in der Hauptphase benötigt werden.
Achtung: Dehnen Sie dynamisch für dynamische Bewegungen im Training, dehnen Sie statisch, wenn Sie auch statische Elemente in Ihrem Hauptprogramm haben (z. B. Spagat).

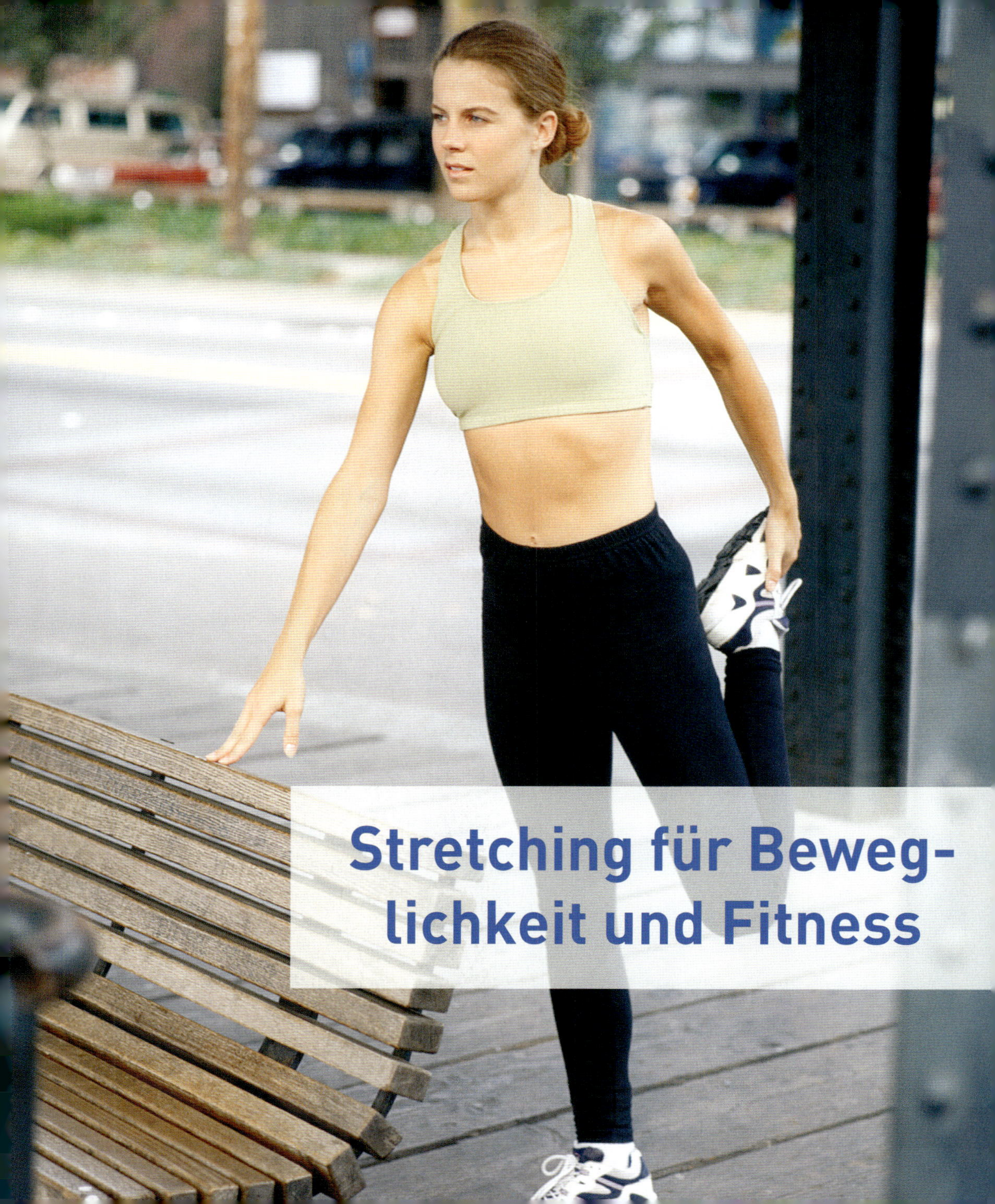

Stretching für Beweglichkeit und Fitness

Der Weg zu körperlichem Wohlbefinden

Stretching kann auch als ein eigenständiges Training angewendet und genutzt werden. Ein separates Dehntraining eignet sich für Sportler zur Verbesserung ihrer Beweglichkeit und dadurch ihrer Leistungsfähigkeit, für Menschen, die einseitigen Alltagsbelastungen wie Stress und Leistungsdruck entgegenwirken wollen oder Personen, die einfach ihr Leben lang geschmeidig und fit aussehen möchten.

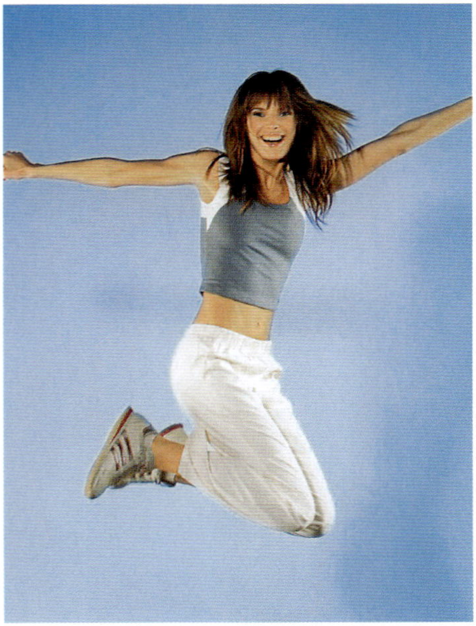

Dehnen bei Kopfschmerzen

Eine verspannte Nackenmuskulatur kann häufig Auslöser von Kopfschmerzen sein. Folgende Übungen können in diesem Fall helfen: Dehnen Sie zuerst sanft den Nacken, indem Sie Ihr Kinn zum Brustbein ziehen, legen Sie anschließend Ihren Kopf in den Nacken um die Halsvorderseite sanft zu dehnen, und führen Sie zum Abschluss die Dehnung der seitlichen Halsmuskulatur durch (siehe Seite 31 ff.). Atmen Sie bewusst in die verspannten Muskelbereiche hinein ein und lassen Sie mit jeder Ausatmung auch die Spannung hinausfließen.

Ein Dehntraining sollte regelmäßig – bis zu dreimal in der Woche – ausgeführt werden. Denn je häufiger es durchgeführt wird, desto schneller passt sich Ihr Körper dieser Belastung an und Ihre Beweglichkeit steigert sich. Dem Dehntraining zur Steigerung Ihrer Beweglichkeit sollte eine kleine Aufwärmphase vorangehen, da erwärmte Muskulatur weicher und geschmeidiger ist und sich besser dehnen lässt. Falls Sie nur dehnen möchten, um Ihre Beweglichkeit zu erhalten, ist ein vorheriges Aufwärmen nicht unbedingt erforderlich.

Haben Sie vor Ihrem Dehntraining bereits eine leichte Sporteinheit absolviert, ohne die Muskulatur zu ermüden, können Sie ohne Weiteres im Anschluss das Stretching durchführen. Eine sanft erwärmte Muskulatur ist die beste Voraussetzung für ein effektives Dehnprogramm.
Geeignete Dehnübungen für die nachfolgend beschriebenen Situationen und Lebenslagen finden Sie ab Seite 31 ff.

Stretching im Alltag

Stretching im Alltag bedeutet Ausgleich und Entspannung. Sie können mit Stretching Ihren Rücken und Nacken verwöhnen, Ihren gesamten Körper lockern oder einfach wieder zu mehr Energie gelangen, um den Belastungen, die der Alltag Ihnen abverlangt, lockerer entgegenzutreten.

Stretching am Arbeitsplatz

Sitzende Berufe

Wer berufsbedingt viel Zeit z. B. am Schreibtisch verbringen muss, benötigt einen Ausgleich zu dieser stundenlangen Beugehaltung. Zudem führen einseitige Haltungen beim Telefonieren und der stundenlange unbewegte Blick auf den Monitor des Computers dazu, dass Hals- und Nacken-

Regeln für Ihr Dehntraining

- Führen Sie die Dehnübungen mit höchster Sorgfalt und in aller Ruhe aus.
- Für Ihr Dehntraining können Sie alle Dehnmethoden anwenden.
- Eine realistische Trainingszeit liegt zwischen 30 und 60 Minuten.
- Sie können jeden Muskel mehrmals dehnen.
- Dehnen Sie sanft aber intensiv!
- In Ihrem Dehntraining dürfen Sie die statische Dehnung auch länger als zehn Sekunden halten, da Ihre Muskulatur weder ermüdet ist noch auf eine hohe Belastung vorbereitet werden muss.
- Unterstützen Sie Ihr Dehntraining mit tiefer und entspannter Atmung.
- Dehnen Sie regelmäßig.

muskulatur verspannen und der Schultergürtel steif wird. Da bleibt die aufkommende Müdigkeit nicht lange aus. Gönnen Sie sich und Ihrem Körper kleine „Fitnessspritzen“ in Form einfacher Dehnübungen, die sich unkompliziert in Ihren Büroalltag integrieren lassen, z. B. die Dehnübungen für den Nacken und die seitliche Halsmuskulatur sowie für Waden und Gesäß.
Sie können dehnen, während Ihr Computer hochfährt, während Sie telefonieren oder vielleicht über etwas nachdenken müssen.

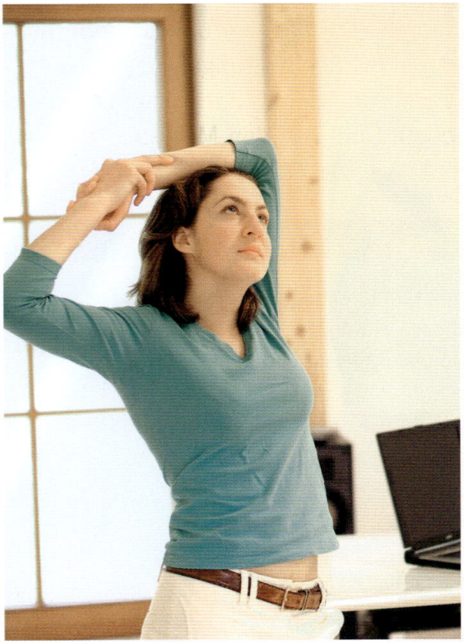

Sitzball

Dynamisches Sitzen auf einem großen Gymnastikball oder einem Ballkissen ist die beste Prävention gegen Rückenschmerzen!

Wenn Sie viel am Computer schreiben, sollten Sie auch Ihren Fingern zwischendurch eine kleine Dehnung gönnen: Bilden Sie mit Ihren Händen jeweils eine Faust und spreizen Sie die Finger dann weit auseinander. Wiederholen Sie dies ein paar Mal. Sie werden spüren, dass Ihnen das Tippen anschließend leichter fällt!

Stehende Berufe

Müssen Sie sich berufsbedingt häufig im Stehen nach vorn beugen, sollten Sie dieser Beugehaltung zwischendurch mit gezielten Dehnübungen für die Brustmuskulatur und die Schultervorderseiten entgegenwirken.
Gegen schwere Beine durch zu langes Stehen und wenn Sie von Natur aus zu Krampfadern neigen, helfen am besten kleine Lockerungsübungen zwischendurch in Form von einfachem Füßekreisen und Dehnen der Waden. Oder legen Sie während der Mittagspause einfach mal Ihre Beine hoch.

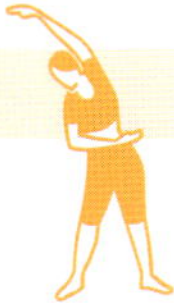

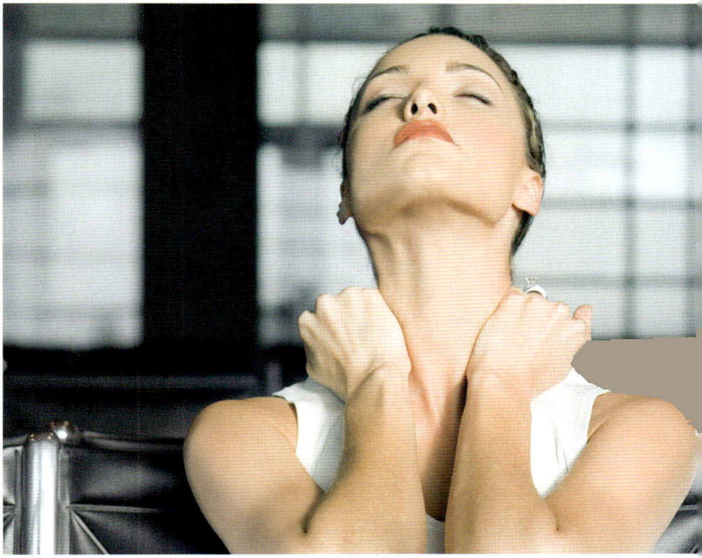

Stretching für unterwegs

Stretching im Auto

Unterbrechen Sie die lange statische Körperhaltung während des Autofahrens mit Bewegungs- und Stretchingpausen, um wieder fit zu werden und schmerzhafte Verspannungen in der Muskulatur zu vermeiden. Dehnen Sie z. B. die seitliche Halsmuskulatur, den Nacken, die Brust, den Rücken, die seitliche Rumpfmuskulatur, das Gesäß, die Waden und Oberschenkelrückseiten.
Können Sie Ihre Autofahrt nicht unterbrechen, nutzen Sie Pausen an roten Ampeln oder im Stau, um zumindest Ihren Nacken und den seitlichen Hals zu dehnen. Nach langen Autofahrten werden Ihnen die Dehnübungen helfen, schnell wieder tief durchatmen zu können. Sie werden frischer und erholter am Ziel ankommen.

Für die Damen in der Berufswelt

Müssen Sie berufsbedingt hohe Schuhe tragen, sollten Sie auf keinen Fall auf das Dehnen Ihrer Waden verzichten. Umso schneller können sich Ihre Beinmuskeln wieder von den Strapazen erholen, und Sie beugen gleichzeitig einer schmerzhaften Verkürzung der Achillessehne vor.

Stretching in Bus und Zug

Reisen mit dem Bus oder Zug ist meist nicht ganz so beengend wie mit dem Auto, denn Sie können jederzeit aufstehen und sich etwas die Füße vertreten. Nutzen Sie diese Möglichkeiten, um zwischendurch Ihren Platz zu verlassen und die Waden zu dehnen, sich zu strecken und zu räkeln. Auf Ihrem Sitz können Sie Nacken-, Hals- und Brustmuskulatur dehnen.

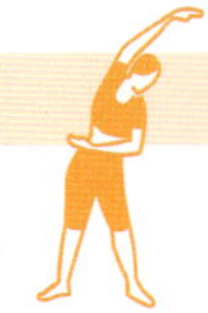

Entspannt auf der Straße

Folgende Dehnübung verhindert Verspannungen beim Warten im Stau:

Ausgangsposition: Stand mit geschlossenen Beinen.

Ablauf: Stellen Sie sich vor das Auto und stützen Sie einen Fuß auf einen Reifen oder auf den Einstiegsrahmen bei geöffneter Autotür. Das Knie des aufgestützten Beins zeigt nach oben, Ihr Oberkörper bleibt aufrecht. Schieben Sie Ihr Körpergewicht nach vorn, bis Sie eine Dehnung in Ihrem Hüftbeuger wahrnehmen. Halten Sie diese Dehnung wenige Atemzüge und wechseln Sie anschließend die Seite.

Methode: Dehnen Sie statisch oder dynamisch, indem Sie sanft nachfedern.

Achtung: Beide Füße zeigen während des Dehnvorgangs in eine Richtung, der Oberkörper bleibt gerade.

Stretching im Flugzeug

Längere Flüge können nicht nur mental zur Last werden, sondern auch durch das beengte Sitzen dem Körper einiges zumuten.
Versuchen Sie mehrmals zwischendurch, Ihren Sitzplatz zu verlassen und nutzen Sie jede Bewegungsfreiheit, um die seitliche Halsmuskulatur, den Nacken, die Brustmuskulatur, die seitliche Rumpfmuskulatur, das Gesäß, die Waden und die Oberschenkelrückseiten zu dehnen.

Stretching in besonderen Lebenslagen

Stretching im Alter

Zwischen dem 30. und 35. Lebensjahr setzt zunehmend eine Verringerung der körperlichen Leistungsfähigkeit ein: Die Knochen werden spröder und verlieren an Zug- und Druckfestigkeit, Sehnen, Bänder und Knorpelgewebe werden aufgrund verminderter Elastizität weniger belastbar, und die Muskulatur verliert ihre Kraft- und Dehnfähigkeit. Die Sauerstoffaufnahmefähigkeit und damit die Ausdauerfähigkeit vermindern sich. Durch Leistungseinbußen in den psychischen Prozessen verlängern sich außerdem Bewegungs- und Reaktionszeiten.

Dieser natürliche Alterungsprozess des Körpers muss jedoch nicht unbedingt zu körperlichen Einschränkungen führen, sondern kann durch regelmäßiges

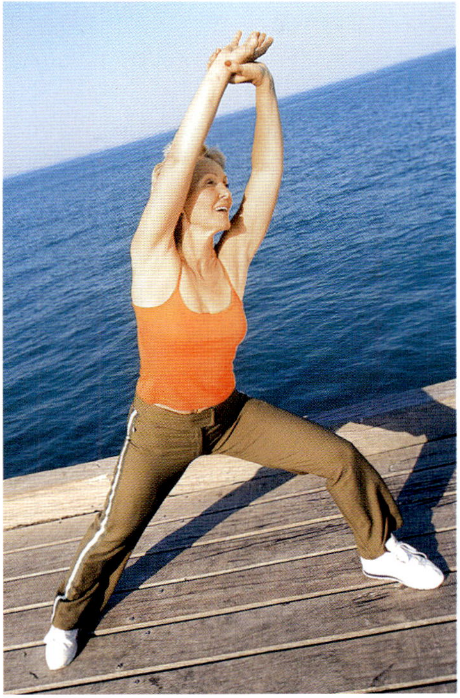

Stretching in Grenzen gehalten werden. Menschen, die ihr Leben lang aktiv waren, werden auch im Alter keine Probleme haben, die bisher vorgestellten Dehnübungen auszuführen.

Gehören Sie zu den weniger aktiven Menschen oder sind Sie aufgrund von Verletzungen oder Operationen nur noch begrenzt beweglich, können Sie die meisten Stretchingübungen auch im Sitzen oder Liegen ausführen.

Biologisches Alter

Die Intensität des Dehntrainings lässt sich nicht nach dem rechnerischen Alter bestimmen, sondern Ihr „biologisches" Alter ist ausschlaggebend für Ihr eigenes Stretchingprogramm! Es spricht also nichts gegen „Stretching mit 70".

Wenn Sie aufgrund einer Beweglichkeitseinschränkung eine Dehnung noch nicht vollständig ausführen können, geben Sie nicht auf. Üben Sie dafür umso häufiger. Ihr Körper wird es Ihnen danken!

Neben den Vorteilen für Ihren Körper hat Stretching auch positive Auswirkungen auf Ihre geistige Leistungsfähigkeit. Das Üben neuer Körperbewegungen wirkt anregend auf das Nervensystem und das Gehirn. Der schnellere Informationsaustausch zwischen Gehirn und Muskulatur schützt Sie vor Stürzen und dadurch

Hilfsmittel

Nutzen Sie die Hilfsmittel, um Ihre Dehnpositionen im Stehen, Liegen oder Sitzen zu unterstützen. Wenden Sie nur die Stretchingübungen an, mit denen Sie sich auch sicher und vor allem wohlfühlen!

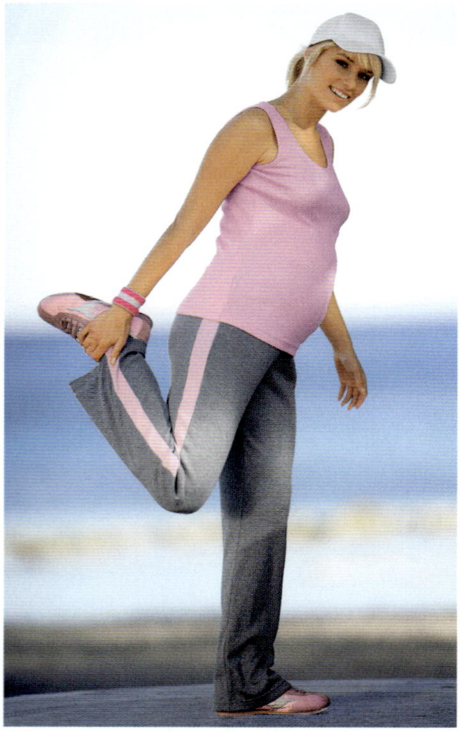

vor möglichen Verletzungen. Ihr Geist wird wacher und aufnahmefähiger, und das neu gewonnene Körpergefühl spiegelt sich in Ihrer persönlichen Ausstrahlung wider.

Unterstützen Sie die Verlangsamung Ihrer altersbedingten Abbauphase durch eine gesunde, ausgewogene, kalorienreduzierte sowie vitamin- und mineralstoffreiche Ernährung.

Stretching für Schwangere

Schwanger zu sein bedeutet nicht gleichzeitig, auf Sport oder auf Stretching verzichten zu müssen. Gerade durch das Dehnen können Sie mehr Raum für Ihr Baby schaffen und sich entspannt und sicher in der Schwangerschaft fühlen – damit Sie diese Zeit voll genießen können.
Um kein Risiko einzugehen, sollten Sie sich vorher mit Ihrem Arzt beraten.

Vorteile von Stretching in der Schwangerschaft

- Die mit dem Stretching einhergehende tiefe Atmung kann Beschwerden verringern. Das Wohlbefinden und die innere Zufriedenheit der Mutter übertragen sich auch auf das Baby im Bauch.
- Lymphgefäße, Atem und Verdauung funktionieren effektiver.
- Stretching wirkt entspannend.
- Die Schwangerschaft kann durch sanftes Dehnen komfortabler und schmerzfreier gestaltet werden.
- Es fällt Ihnen leichter, nach der Geburt wieder fit zu werden und Ihre alte Körperform zu erreichen.

Dehntraining während der Schwangerschaft

Allgemein gilt in der Schwangerschaft: Machen Sie immer etwas weniger als gewohnt! In Betracht gezogen werden muss die erhöhte Verletzungsgefahr während dieser Zeit. Durch die hormonelle Veränderung im Körper (Hormon Relaxin) wird das Bindegewebe bereits in der Frühschwangerschaft locker, was zur Folge hat, dass die Muskeln schwächer und die Bänder elastischer sind und die Gelenke dadurch oft instabiler werden. Selbst bis zu fünf Monaten nach der Geburt kann sich noch Relaxin im Körper befinden. Dehnen Sie daher auch dann weiterhin noch vorsichtig!

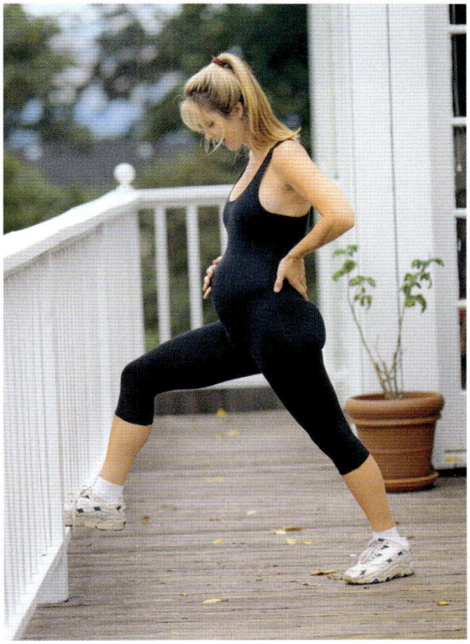

Frühe Schwangerschaft (bis 16. Woche): In der ersten Phase der Schwangerschaft ist es wichtig, auf den eigenen Körper zu hören. Sie können durch die sanften Bewegungen und Dehnungen Ihre Wirbelsäule und Ihren Körper auf die Schwangerschaft vorbereiten. Bauchlage ist kein Problem, nur sollten Sie immer langsam aufstehen. Schränken Sie sich außerdem zeitlich in Ihrem Dehntraining ein.

Mittlere Schwangerschaft (16.–34. Woche): In der zweiten Phase ist es wichtig, körperliche wie geistige Entspannung und Gleichgewicht durch ein sanftes Dehntraining zu erhalten oder zu fördern. Bleiben Sie nicht länger als drei Minuten in einer Körperhaltung und vor allem nicht zu lange auf dem Rücken, da sich der Bauch seitlich verlagern und so wichtige Gefäße abdrücken könnte. Die Bauchlage ist je nach Entwicklung der Schwangerschaft noch möglich. Falls Sie in der Seitlage dehnen, wechseln Sie die Seiten, indem Sie sich zwischendurch wieder aufrichten. Unter-

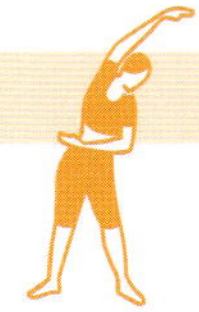

Tipps für die Schwangerschaft!

- Während der Schwangerschaft steigt der Eisenbedarf! Achten Sie auf eine eisenreiche Ernährung.
- Bei müden Beinen helfen Massagen an Füßen, Waden und Schenkeln. Legen Sie Ihre Beine so oft wie möglich hoch.
- Achten Sie auf eine ausreichende Flüssigkeitszufuhr!

stützen Sie Ihre Bauch- und Seitlage mit einem Kissen unter dem Bauch und Ihre Rückenlage mit einem Kissen unter dem Kopf.

Späte Schwangerschaft (34.–40. Woche): In der dritten Phase können Sie es sich dann so richtig bequem machen und dennoch fit bleiben. Im Grunde genommen gelten dieselben Regeln wie in Phase zwei, trainieren Sie aber jetzt vorsichtiger als in dieser Zeit.

Nach der Geburt (bis 16. Woche danach): In den Wochen nach der Geburt müssen Körper und Geist zu ihrem alten Muskelgleichgewicht zurückkehren. In den ersten sechs Wochen nach der Geburt sollten Sie sich in der knappen Zeit, die Ihnen Ihr Neugeborenes lässt, einfach nur entspannen. Ab der sechsten Woche können Sie wieder mit sanften Dehnübungen beginnen.

Das Stretchingprogramm für zu Hause

Stretching am Morgen

Beginnen Sie nach dem Aufwachen noch im Bett mit Ihrem „Guten Morgen"-Dehntraining.

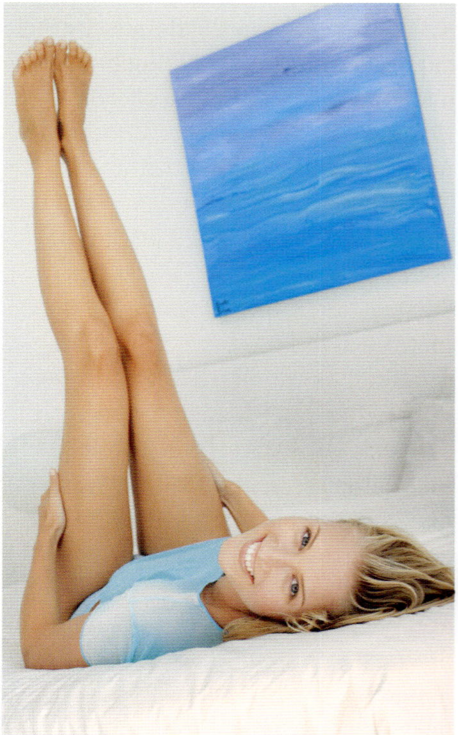

Bauchmuskulatur: Dehnen Sie Ihren Bauch und atmen Sie dabei tief in diesen ein, um die Durchblutung anzuregen.
Oberschenkelinnenseiten: Führen Sie anschließend Ihre Fußsohlen aneinander, indem Sie die Beine beugen und die Knie nach außen fallen lassen. Spüren Sie die Dehnung in den Beininnenseiten.
Oberschenkelrückseiten: Schließen Sie die Beine langsam wieder. Lassen Sie ein Bein aufgestellt und strecken Sie das andere nach oben. Ziehen Sie die Zehen in Richtung Körper, um die Oberschenkelrückseite zu dehnen. Wechseln Sie die Seite.
Oberschenkelvorderseiten: Legen Sie sich anschließend langsam auf die Seite und führen Sie die Dehnung der beiden Oberschenkelvorderseiten durch, indem Sie Ihren Fuß zum Gesäß ziehen. Wechseln Sie die Seiten.
Hals- und Nackenmuskulatur: Setzen Sie sich langsam über die Seite auf die Bettkante. Sitzen Sie aufrecht und dehnen Sie sanft Ihre seitliche Halsmuskulatur sowie Ihren Nacken (siehe Seite 31 ff.).
Rückenmuskulatur: Rollen Sie aus der Position der Nackendehnung gleich weiter Wirbel für Wirbel nach vorn ab, um Ihren Rücken zu dehnen. Wundern

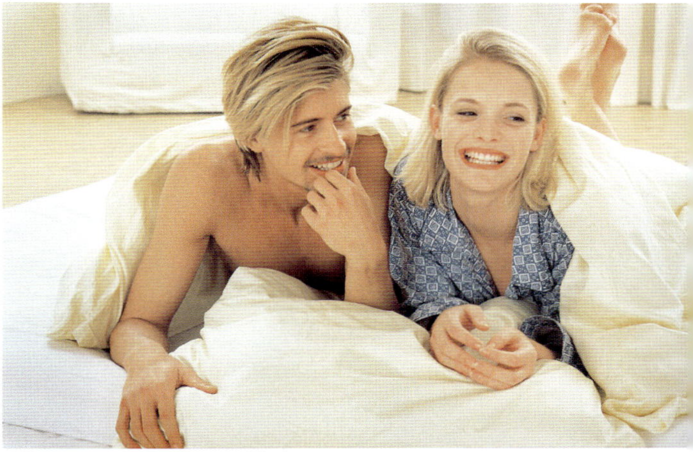

Sie sich nicht, wenn Sie hier nicht so weit abrollen können wie sonst, früh morgens fühlen sich alle Muskeln noch etwas „steif" an. Halten Sie die Dehnung kurz, atmen Sie tief in Ihren Rücken hinein.
Gesäßmuskulatur: Rollen Sie wieder langsam Wirbel für Wirbel hoch, überschlagen Sie ein Bein und beugen Sie sich mit aufgerichtetem Oberkörper aus der Hüfte heraus nach vorn, bis Sie eine Dehnung in Ihrer Gesäßhälfte spüren können. Wechseln Sie anschließend die Seite.
Seitliche Rumpfmuskulatur: Räkeln und strecken Sie sich noch einmal diagonal zu beiden Seiten, um die seitliche Rumpfmuskulatur zu dehnen.
Guten Morgen!

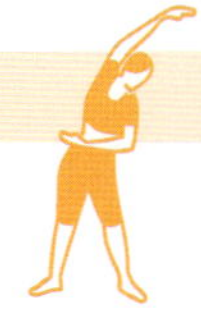

Stretching während der Hausarbeit

Hausarbeiten können zeitraubend sein. Dennoch lassen sich so manche Dehnübungen in die eifrigen Tätigkeiten integrieren.
Das Dehnen der Waden erfordert keine freien Hände und kann deshalb beim Bügeln, Kochen oder Putzen geschehen. Das Wadendehnen belebt Ihre Beine trotz langem Stehen schnell wieder und beugt Krampfadern vor.
Das Dehnen beider Oberschenkelvorderseiten kostet Sie gerade mal 20 Sekunden und erhält Ihre Beine geschmeidig.

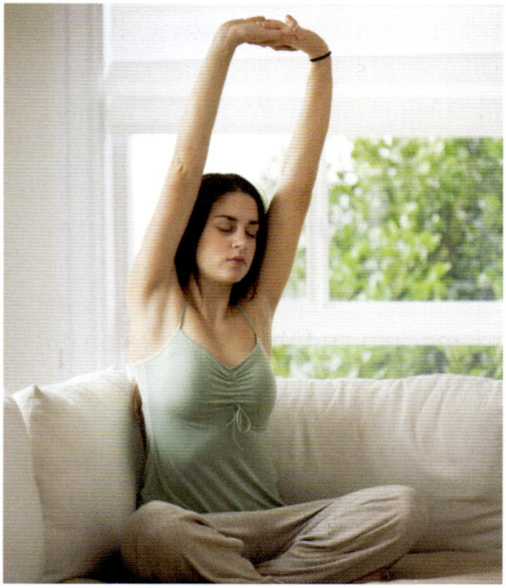

Dehnen Sie zwischendurch auch Ihre seitliche Halsmuskulatur, um Verspannungen entgegenzuwirken.

Stretching am Abend

Die nächtliche Ruhe nutzen Körper und Geist, um sich zu regenerieren. Deshalb ist der Schlaf für uns Menschen so wichtig. Mit einem kleinen Stretching am Abend unterstützen Sie diesen Regenerationsprozess. Sie werden entspannter und befreiter einschlafen können.
Führen Sie die eine oder andere Dehnübung bereits auf dem Sofa durch, während Sie z. B. Ihr abendliches Fernsehritual genießen.
Oder legen Sie gezielt vor dem Schlafengehen eine kleine Stretchingeinheit mit Ihren Lieblingsdehnübungen ein.

Wellnessprogramm „Stretch und Relax“

Wellness muss nicht teuer sein! Schaffen Sie sich Ihr eigenes kleines Wellnessparadies zu Hause, indem Sie es sich in einem gut belüfteten Raum, im Garten oder auf dem Balkon, so richtig gemütlich machen.

Schaffen Sie sich Ihre eigene Atmosphäre mit entspannender Musik und angenehm duftenden Kerzen am Abend oder gut duftenden Blumen am Tag.

Beginnen Sie Ihr Wellnessprogramm mit einfachen Lockerungen des ganzen Körpers oder tanzen Sie zu Ihrer Lieblingsmusik, um die Muskulatur langsam zu erwärmen.
Wählen Sie aus den vorgestellten Übungen (siehe Seite 31 ff.) und Methoden (siehe Seite 12 ff.) Ihre Favoriten aus. Wenn Ihnen eine Übung besonders gut gefällt, können Sie diese auch mehrmals durchführen.
Nutzen Sie die Zeit und Ruhe, um sich ganz auf Ihren Körper zu konzentrieren, um zu fühlen, was Ihnen guttut und wie sich die Verspannungen wieder lösen.
Bereits 30 Minuten Dehntraining können Ihrem Körper und Geist Erholung schenken. 60 Minuten wären jedoch optimal für Ihr Wellnessprogramm.

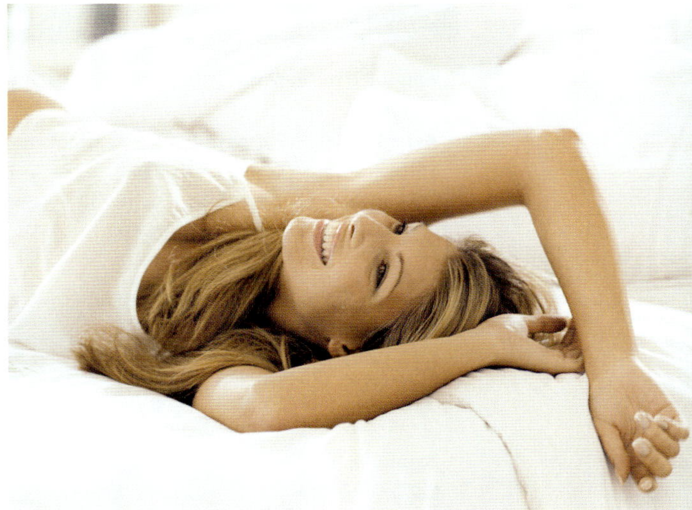

Atementspannung – Ende des Wellnessprogramms

Legen Sie sich bequem auf den Rücken und lassen Sie Ihr ganzes Körpergewicht tief in die weiche Unterlage hineinsinken. Richten Sie Ihre Aufmerksamkeit zunächst auf eine ruhige, gleichmäßige Bauchatmung, während Ihre Hände auf dem Bauch liegen können.
Der Atem fließt jetzt gleichmäßig durch den Körper. Lassen Sie mit jeder Ausatmung noch mehr Stress zum Boden abfließen, entspannen Sie mit jeder Ausatmung noch tiefer.
Halten Sie keine Gedanken fest, Ihre Gedanken kommen und gehen einfach. Ihr Gesicht ist ganz entspannt und gelöst, Ihre Stirn und Ihre Wangen sind glatt.
Versuchen Sie zwischendurch, die Ausatmungsluft in vielleicht noch angespannte Körperteile „fließen“ zu lassen. Mit jeder Ausatmung sinken Sie tiefer. Geben Sie sich ganz dem Gefühl der Ruhe und Gelassenheit hin.

Stretchingprogramm für Einsteiger

Beginnen Sie Ihr Stretchingprogramm nach einer kleinen Aufwärmphase (siehe Seite 24).

Nehmen Sie die Grundstellung „Stand mit geschlossenen Beinen“ ein.
Führen Sie die Übungen „Nacken“ (siehe Seite 31) und „Seitlicher Hals II“ (siehe Seite 32), „Schultervorderseite“ (siehe Seite 34), „Schulterrückseite“ (siehe Seite 35) und „Wadenstrecker“ (siehe Seite 50) aus.

Nehmen Sie nun den Vierfüßlerstand ein.
Führen Sie die Übung „Schienbein-Double“ (siehe Seite 49) und anschließend „Brustkorbrutsche“ (siehe Seite 40) aus.

Setzen Sie sich anschließend auf den Boden.
Beginnen Sie hier mit der Übung „Gesamter Rücken“ (siehe Seite 38) und gehen Sie im Anschluss zu den Dehnübungen „Gesäß sitzend“ (siehe Seite 42) und „Oberschenkelinnenseite sitzend“ (siehe Seite 48) über.

Begeben Sie sich nun in die Seitlage.
Führen Sie die Übung „Oberschenkelvorderseite liegend“ (siehe Seite 45) aus.
Bevor Sie sich auf die andere Seite legen, um auch Ihr zweites Bein zu dehnen, legen Sie sich zuerst auf den Rücken und führen die Übungen „Oberschenkelrückseite liegend“ (siehe Seite 44 f.) und „Bauchstrecker“ (siehe Seite 41) aus.
Legen Sie sich nun auf die andere Seite, um die Dehnung Ihrer Oberschenkelvorderseite zu vervollständigen.

Beenden Sie Ihr Stretchingprogramm mit einer kleinen Entspannung in der Rückenlage oder lockern Sie sich von den Fußzehen bis zu den Fingerspitzen, um wieder erholt und frisch in den Alltag überzugehen.

Methode: Dehnen Sie starr-statisch. Halten Sie jede Dehnposition zehn bis maximal 30 Sekunden. Führen Sie die Übungsfolge bis zu dreimal durch.
Übungsdauer: Etwa 30 Minuten.
Tipp: Lockern Sie sich auch zwischen den Dehnübungen immer wieder etwas auf.

Stretchingprogramm für Fortgeschrittene

Beginnen Sie Ihr Stretchingprogramm nach einer kleinen Aufwärmphase (siehe Seite 24).

Beginnen Sie in der Grundhaltung „Stand mit geschlossenen Beinen“ mit der Dehnübung „Seitlicher Hals II“ mit Variation (siehe Seite 32). Halten Sie die Dehnung je Variation ca. zehn Sekunden.
Führen Sie die Übung „Schultervorderseite“ (siehe Seite 34) dynamisch (ca. zehn Wiederholungen) und anschließend die Dehnung „Schulterrückseite“ (siehe Seite 35) bewegt-statisch aus. Halten Sie hier die Dehnung in jeder Ellenbogenposition zehn Sekunden.
Gehen Sie anschließend in die Dehnposition „Entlang der Wirbelsäule“ (siehe Seite 37 f.). Intensivieren Sie die Dehnung in der Endposition, indem Sie kontrolliert nachfedern (dynamische Dehnung mit zehn Wiederholungen).

Rollen Sie nach oben, nehmen Sie den „Stand mit geöffneten Beinen“ ein und gehen Sie in die Brustdehnung „Brustöffner“ (siehe Seite 40 f.; progressiv-statische Dehnung; zehn bis 30 Sekunden).
Anschließend empfiehlt sich die Dehnung „Seitlicher Rumpf“ (siehe Seite 38 f.). Mit der starr-statischen Methode sollte die Dehnung jeweils 30 Sekunden gehalten werden. Wenn Sie dynamisch dehnen, wiederholen Sie die Übung jeweils zehnmal.
Gehen Sie nun in die Rückenlage um folgende Übungen aneinandergereiht durchzuführen: „Gesäß liegend“ (siehe Seite 42 f.), „Oberschenkelrückseite liegend“ (siehe Seite 45 f.), Oberschenkelinnenseiten liegend“ (siehe Seite 47 f.) und „Bauchstrecker“ (siehe Seite 41).

Begeben Sie sich in die Bauchlage und führen Sie die Übung „Oberschenkelvorderseite entspannt“ (siehe Seite 46) aus. Halten Sie die Dehnung bis zu 30 Sekunden. Intensivieren Sie die Übung, indem Sie mit beiden Händen gleichzeitig Ihre Füße in Richtung Gesäß ziehen (weitere Steigerung: gleichzeitiges Anheben Ihres Oberkörpers). Halten Sie auch hier die Dehnung bis zu 30 Sekunden.

Beenden Sie Ihr Stretchingprogramm mit einer kleinen Entspannung in der Bauchlage oder klopfen Sie sich sanft mit Ihren Händen von den Füßen bis zu den Schultern wieder fit.

Wiederholungen: Führen Sie die Übungsfolge bis zu dreimal durch.
Übungsdauer: Etwa 30 bis 45 Minuten.

Register

Bildnachweis
Wir bedanken uns herzlich bei allen Bildlieferanten, die uns durch die Bereitstellung von Abbildungen freundlicherweise unterstützt haben.

Baby-Walz, Steinstr. 28, 88339 Bad Waldsee, Bestellungen unter der kostenpfl. Telefonnummer 01805-33 40 11: 72, 77
Compact Verlag: 7, 13, 17, 54, 64, 65, 73
djd deutsche jounalisten dienste: djd 10; djd/mts/www.bike-holidays.com 56; djd/Valeant Pharmaceuticals Germany 60; djd/Hypoxi Produktions- und Vertriebs GmbH 66; djd/MSD Sharp Dohme 71; djd/Condor Versicherungen 75
Klosterfrau Gesundheitsdienst: 5, 11, 15, 19, 22, 23, 52
mauritius images: 14, 30, 51, 74, 76
Odlo International AG: 12, 18, 45
Perelles, Cezar: 58
Picture alliance: picture-alliance/dpa 4, 28, 62; picture-alliance/ASA 25; picture-alliance/KPA/Thomas 68; picture-alliance/maxppp 69
Alle Illustrationen: Doris Oppenauer